院前急救基本技术

主　编　郑　进
副主编　李　平

郑州大学出版社

图书在版编目(CIP)数据

院前急救基本技术 / 郑进主编. — 郑州 : 郑州大学出版社, 2023. 8(2024.6 重印)
ISBN 978-7-5645-9868-6

Ⅰ. ①院… Ⅱ. ①郑… Ⅲ. ①急救 - 基本知识 Ⅳ. ①R459.7

中国国家版本馆 CIP 数据核字(2023)第 157002 号

院前急救基本技术
YUANQIAN JIJIU JIBEN JISHU

策划编辑	李龙传	封面设计	曾耀东
责任编辑	李龙传　王飞峰	版式设计	曾耀东
责任校对	张　楠	责任监制	李瑞卿
出版发行	郑州大学出版社	地　　址	郑州市大学路 40 号(450052)
出 版 人	孙保营	网　　址	http://www.zzup.cn
经　　销	全国新华书店	发行电话	0371-66966070
印　　刷	廊坊市印艺阁数字科技有限公司		
开　　本	787 mm×1 092 mm　1 / 16		
印　　张	10.75	字　　数	212 千字
版　　次	2023 年 8 月第 1 版	印　　次	2024 年 6 月第 2 次印刷
书　　号	ISBN 978-7-5645-9868-6	定　　价	59.00 元

本书如有印装质量问题,请与本社联系调换。

前 言

院前急救，也称院外急救，是指急、危、重症伤病员进入医院前的医疗救护，包括发生伤病现场对医疗救护的呼救、现场救护、途中监护和运送等环节。为实现非医务人员和医务人员的救护相结合，开展急救知识和初步急救技能训练的普及工作，我们结合平时工作积累和有关文献，撰写了本书，以帮助读者应对突然发生的疾病、事故。

本书主要介绍了院前（院外）急救基本技术和流程，包括现场救护，如心肺复苏、进一步生命支持、抗休克等，立即使病人脱离险区，先救命后治病，就地取材，保留离断的肢体或器官；建立有效的循环和呼吸，视病（伤）情和条件采取输液、止痛、包扎、固定、解毒等救治措施；通过各种通信、联络工具向急救中心或医院呼救并通报病人情况；在转送途中连续监护并详细记录，并作必要的治疗、护理，为病人争取宝贵的抢救时机。在急救的时候，要注意防范休克，如果发现有休克的情况，应优先处理，做到治疗准确、高效，并快速地将伤者送至医院。及时有效的院前急救，对于维持病人的生命、防止再损伤、减轻病人痛苦，以及为进一步诊治创造条件、提高抢救成功率、减少致残率，均具有极其重要的意义。

特别感谢本书副主编李平做了大量工作，为临床操作规范与技术科普提供了翔实资料。

生命充满机遇，同时也伴随着不期而遇的危险。科学有效处理危及生命的紧急情况，不仅是医护人员的本职工作之一，更是每个人必须掌握基本救护知识与技能、具备健康素养的时代要求。我们希望书中的内容您永远不用付之实践，只愿这颗为您播下的种子能够发芽、成长，当您与疾病或危险不期而遇时，能够成为那一瞬灵光，为您保驾护航。

郑 进

2023 年 5 月

目 录

第一章
心搏骤停现场应急处理

心搏骤停后能否快速准确地采取有效抢救措施是复苏成败的关键，初期急救处理的核心是针对心跳、呼吸停止所采取的心肺复苏术（CPR），其中的三大要素为人工呼吸、胸外按压及电除颤。

第一节　基础生命支持

基础生命支持（BLS）又称初期复苏或现场急救，目的是在心搏骤停后，立即以徒手方法争分夺秒地进行复苏抢救，以使心、脑及全身重要器官获得最低限度的紧急供氧（通常按正规训练的手法可提供正常血供的 25% ~30%）。基础生命支持的顺序包括：判断和畅通呼吸道（assessment+airway，A），人工呼吸（breathing，B）、人工循环（circulation，C）等环节，简称 ABC 步骤。

一、判断和畅通呼吸道

1. 判断病人有无意识

首先轻晃病人，同时呼叫其姓名或高声喊叫："喂！你怎样啦？"如无反应即可判断为意识丧失；然后马上以手指触摸其颈动脉（搏动触点在甲状软骨旁胸锁乳突肌沟内），若意识丧失同时伴有颈动脉搏动消失，即可判定为心搏骤停，应立即开始现场复苏抢救，并紧急呼救以取得他人协助。

2. 将病人放置适当体位

正确的抢救体位是仰卧位。病人头、颈、躯干平直无扭曲，双手放于躯干两侧。如病人摔倒时面部向下，应小心转动病人，使病人全身各部成一个整体转动，尤其要注意保护颈部。

3. 畅通呼吸道

心搏骤停后，全身肌肉松弛，可发生舌根后坠而阻塞气道。此外，呼吸道分泌物、异物（如假牙、呕吐物）等也常造成气道阻塞。因此，畅通气道是实施第二步人工呼吸的首要条件。为了保持呼吸道通畅，可采用仰头举颏法（或仰头举颌法），也可采用仰头举颈法或双手托额法。注意在开放气道的同时应用手指挖出病人口中异物或呕吐物，有假牙者应取出假牙。仰头举颏法（或仰头举颌法）的实施方式为：一只手置于患者前额用力加压，使其头部后仰；另一只手的示指与中指置于下颌骨近下颏或下颌角处，抬起下颏（颌），让下颌尖、耳垂与平地垂直，使舌根离开咽后壁以畅通气道。

4. 判断呼吸

在畅通呼吸道以后，通过"一看二听三感觉"的方法判断病人有无自主呼吸。即维持气道开放位置，用耳贴近病人口鼻，头部侧向病人胸部。眼睛观察病人胸部有无起伏，面部感觉病人呼吸道有无气体排出，且听病人呼吸道有无气流通过的声音。整个过程应在3～5 s内完成，如无呼吸应立即进行口对口人工呼吸。

二、人工呼吸

人工呼吸是借助抢救者用力呼气的力量，使气体被动吹入肺泡，通过肺的间歇性膨胀，以达到维持肺泡通气和氧合作用，从而减轻机体缺氧和二氧化碳潴留。现场急救中最简便、有效的方法是口对口人工呼吸。人工呼吸首先应开放气道。

1. 开放气道

舌根后坠是造成呼吸道阻塞最常见原因，因为舌附在下颌上，意识丧失的病人肌肉松弛使下颌及舌后坠，有自主呼吸的病人，吸气时气道内呈负压，也可将舌、会厌或两者同时吸附到咽后壁，产生气道阻塞。此时将下颌上抬，舌离开咽喉部，气道即可打开。如无颈部创伤，可采用仰头抬颏法开放气道，并清除患者口中的异物和呕吐物，用指套或指缠纱布清除口腔中的液体分泌物。清除固体异物时，一只手按压张开下颌，另一只手示指将固体异物钩出。

（1）仰头举颏法　为完成仰头动作，应把一只手放在患者前额，用手掌把额头用力向后推，使头部向后仰，另一只手的手指放在下颏骨处，向上抬颏，下颏向上抬动，勿用力压迫下颌部软组织，否则有可能造成气道梗阻，避免用拇指抬下颌。

（2）托颌法　把手放置在患者头部两侧，肘部支撑在患者躺的平面上，握紧下颌角，用力向上托下颌，如患者紧闭双唇，可用拇指把口唇分开。如果需要进行口对口呼吸，则将下颌持续上托，用面颊贴紧患者的鼻孔。

2. 人工呼吸基本方法

①在保持呼吸道通畅和病人口部张开的位置下进行。②用按于前额一手的拇指与示指，捏闭病人的鼻孔（捏紧鼻翼下端），以防吹进的气体从鼻孔漏出。③抢救者深吸一口气后，张开口贴紧病人的嘴（要将病人的口部完全包住）。用力向病人口内吹气（吹气要求快而深），直至病人胸部上抬。④一次吹气完毕后，应立即与病人口部脱离，轻轻抬起头部，观察胸部，吸入新鲜空气，以便做下一次人工呼吸。同时松开捏鼻的手，以便病人从鼻孔呼气。病人借助重力和肺的弹性回缩作用完成呼气。此时病人胸部向下塌陷，有气流从口鼻排出。⑤每次吹气量不应过大，否则可造成肺泡破裂及胃胀气。吹气频率约为12～16次/min，儿童约20次/min。对于小儿患者，急救者可用口将患儿口鼻包紧吹气。如有口腔外伤或其他原因不能进行口对口通气时，可采用口对鼻通气。

三、人工循环

建立人工循环是指用人工的方法促使血液在血管内流动，并使人工呼吸后带有新鲜空气的血液从肺部血管流向心脏，再流经动脉，供给全身主要脏器，以维持重要脏器的功能。其方法有两种：胸外心脏按压术及开胸心脏按压术，其中胸外心脏按压术是现场抢救时首选方法，人工循环与人工呼吸应同时进行才能达到复苏的目的。本节仅介绍胸外心脏按压的方法，也是最常用的方法。

1. 病人体位与按压部位

使病人平卧于硬板床或平地上，抢救者双臂应绷直，双肩在病人胸骨上方正中，垂直向下用力按压，按压利用髋关节为支点，以肩、臂部力量向下按压。

按压部位：胸骨中下1/3交界处，快速测定按压部位。①首先以示指、中指沿病人肋弓处向中间滑移。②在两侧肋弓交点处寻找胸骨下切迹，以切迹作为定位标志，不要以剑突下定位；将示指及中指两指横放在胸骨下切迹上方，示指上方的胸骨正中部即为按压区。③以另一只手的掌根部紧贴示指上方，放在按压区；将定位之手取下，将掌根重叠放于另一只手背上，使手指脱离胸壁，可采用两手手指交叉抬起法。

2. 按压用力方式

①按压应平稳、有规律地进行，不能间断。②不能冲击式的猛压，下压及向上放松的时间应大致相等，近年来主张放松时间稍长于按压时间。③垂直用力向下，不要左右摆动。④放松时定位的手掌根部不要离开胸骨定位点，但应尽量放松，使胸骨不受任何压

力。⑤按压频率，成人及儿童均为 100 次/min。⑥按压深度，成人 4～5 cm，5～13 岁为 3 cm，婴幼儿为 2 cm。⑦无论单人还是双人心肺复苏，均按 15 次胸外按压和 2 次人工呼吸的比例进行。

3. 胸外按压常见错误

①按压时除掌根部贴在胸骨外，手指也压在胸壁上，这容易引起肋骨或肋软骨骨折。②按压定位不正确：向下错位易使剑突受压折断而致肝破裂，向两侧错位易致肋骨或肋软骨骨折，导致气胸、血胸。③抢救者按压时肘部弯曲，因而用力不垂直，按压力量减弱，按压深度达不到 4～5 cm。④冲击式按压、猛压，其效果差，且易导致骨折。⑤放松时抬手离开胸骨定位点，造成下次按压部位错误，引起骨折。⑥放松时未能使胸部充分松弛，胸部仍承受压力，使血液难以回到心脏。⑦按压速度不自主的加快或减慢，影响了按压效果。

应急实施心肺复苏术注意事项：①胸外按压不可压于剑突处以免导致肝脏破裂；②胸外按压时，患者需要平躺在地板或硬板上；③胸外按压时，不宜对胃部施以持续性的压力，以免造成呕吐；④胸外按压时，手指不可压于肋骨上，以免造成肋骨骨折；⑤胸外按压时用力需平稳、规则不中断，压迫与松弛时间各半，不宜猛然加压；⑥胸外按压时施救者跪下双膝分开与肩同宽，肩膀应在患者胸部正上方，手肘伸直、垂直下压于胸骨上；⑦心肺复苏术开始后不可中断 7 s 以上（上下楼等特殊状况除外）。因为每一次的压缩只有正常心搏量的 1/3～1/4；⑧紧贴胸骨的手掌根不可移开伤患胸部或改变位置以免失去手的正确位置；⑨若现场只有一位急救员，没有其他人可以寻求支援，必要时此急救员应先为患者施行 1 min 有效地心肺复苏术后再寻求支援。

四、心肺复苏有效指标和终止抢救的标准

1. 心肺复苏有效指标

①能扪及大动脉（颈动脉或股动脉）搏动；②收缩压>60 mmHg；③发绀逐渐消退，肤色转红润；④瞳孔由散大变缩小；⑤出现自主呼吸。

2. 终止抢救的标准

现场心肺复苏应坚持不间断地进行，不可轻易做出停止复苏的决定，如符合下列条件者，现场抢救人员方可考虑终止复苏：①病人呼吸和循环已有效恢复；②无心搏和自主呼吸，心肺复苏在常温下持续 30 min 以上，医师到场确定病人已死亡；③有专门医师接手承担复苏或其他人员接替抢救。

第二节 进一步生命支持

进一步生命支持(ALS)又称二期复苏或高级生命维护,主要是在基础生命支持基础上应用器械和药物,建立和维持有效的通气和循环,识别及控制心律失常,除颤,建立有效的静脉通道,使用各种抢救药物及治疗原发疾病。进一步生命支持应尽可能早期开始,如人力足够,基础生命支持与进一步生命支持应同时分组进行,可取得较高的疗效。如病人未恢复自主循环与自主呼吸,在采取进一步生命支持的治疗措施时,应持续进行心肺复苏术。

一、气管内插管

气管内插管是建立人工气道的可靠方法,插入附有套囊的气管导管后,迅速使用呼吸进行机械通气,不仅有益于充分供氧,而且还便于清除呼吸道分泌物及防止呕吐物误吸。在有条件的情况下,尽量选择气管内插管机械通气代替口对口人工呼吸。

二、电除颤

心脏电除颤是治疗心室颤动(简称室颤)最有效的方法,及早采用对存活率影响很大。电除颤可使所有心肌纤维在瞬间同时除极,造成短暂的心脏停搏,使窦房结和房室结得以发放和下传激动,从而恢复窦性心律或有效的心室收缩活动。

首次电除颤所用能量一般为200~250 J,如无效可改用300 J,最大可达360 J。首次电除颤无效时可静脉注入利多卡因50~100 mg或溴苄胺5~10 mg/kg,以降低除颤阈,提高再次电除颤成功率。若心室颤动为细颤,可立即注射肾上腺素1 mg,使之变为粗颤再行除颤,易于成功。

早期电除颤的理由:①引起心搏骤停最常见的致命心律失常是室颤,在发生心搏骤停的患者中约80%为室颤;②室颤最有效的治疗是电除颤;③除颤成功的可能性随着时间的流逝而减少或消失除颤,每延迟1 min成功率将下降7%~10%;④室颤可能在数分钟内转为心脏停止。因此,尽早快速除颤是生存链中最关键的一环。

1. 除颤波形和能量水平

除颤器释放的能量应是能够终止室颤的最低能量。能量和电流过低则无法终止心律失常,能量和电流过高则会导致心肌损害。自动体外除颤仪(automated external defibrillator, AED)包括两类除颤波形：单相波和双相波，不同的波形对能量的需求有所不同。单相波形电除颤：首次电击能量200 J，第二次200～300 J，第三次360 J。双相波电除颤：早期临床试验表明，使用150 J可有效终止院前发生的室颤。低能量的双相波电除颤是有效的，而且终止室颤的效果与高能量单相波除颤相似或更有效。

2. 除颤指征

重新出现室颤，3次除颤后，患者的循环体征仍未恢复，复苏者应立即实施1 min的CPR，若心律仍为室颤，则再行1组3次的电除颤(注：如一次除颤成功，不必再做第二次)，然后再行1 min的CPR，并立即检查循环体征，直至仪器出现"无除颤指征"信息或实行高级生命支持(ACLS)。不要在一组3次除颤过程中检查循环情况，因为这会耽搁仪器的分析和电击效率，快速连续电击可部分减少胸部阻抗，提高除颤效果。

3. 无除颤指征

①无循环体征：AED仪提示"无除颤指征"信息，检查患者的循环体征，如循环未恢复，继续行CPR，3个"无除颤指征"信息提示成功除颤的可能性很小。因此，行1～2 min的CPR后，需再次行心律分析，心律分析时，停止CPR。②循环体征恢复：如果循环体征恢复，检查患者呼吸，如无自主呼吸，即给予人工通气，10～12次/min；若有呼吸，将患者置于恢复体位，除颤器应仍连接在患者身体上，如再出现室颤，AED仪会发出提示并自动充电，再行电除颤。

4. 除颤效果的评价

近来研究表明，电击后5 s心电显示心搏停止或非室颤无电活动均可视为电除颤成功。这一时间的规定是根据电生理研究结果而定的，成功除颤后一般心搏停止的时间应为5 s，临床比较易于检测。第一次电除颤后，在给予药物和其他高级生命支持措施前，监测心律5 s，可对除颤效果提供最有价值的依据；监测电击后第1分钟内的心律可提供其他信息，如是否恢复规则的心律，包括室上性节律和室性自主节律，以及是否为再灌注心律。

5. 心律转复

心房颤动转复的推荐能量为100～200 J单相波除颤，心房扑动和阵发性室上性心动过速转复所需能量一般较低，首次电转复能量通常为50～100 J单相波已足够，如除颤不成功，再逐渐增加能量。

室性心动过速(简称室速)转复能量的大小依赖于室速波形特征和心率快慢。单形性室速(其形态及节律规则)对首次100 J单相波转复治疗反应良好。多形性室速(形态及节律均不规则)类似于室颤，首次应选择200 J单相波行转复，如果首次未成功，再逐渐增加能量。对安置有永久性起搏器或 ICDs 的患者行电转复或除颤时，电极勿靠近起搏器，因为除颤会造成其功能障碍。

同步与非同步电复律：电复律时电流应与 QRS 波群相同步，从而减少诱发室颤的可能性，如果电复律时正好处在心动周期的相对不应期，则可能形成室颤。在转复一些血流动力学状态稳定的心动过速，如室上性心动过速、房颤和房扑时，同步除颤可避免这种并发症的发生。室颤则应用非同步模式，室速时患者如出现无脉搏、意识丧失、低血压或严重的肺水肿，则应立即行非同步电复律，在数秒钟内给予电除颤。为了应对随时可能发生的室颤，除颤器应随时处于待命状态。

“潜伏”室颤：对已经停搏的心脏行除颤并无好处，然而在少数患者，一些导联有粗大的室颤波形，而与其相对导联则仅有极微细的颤动，称为“潜伏”室颤，可能会出现一条直线类似于心脏停搏，在 2 个以上的导联检查心律有助于鉴别这种现象。

三、建立静脉通道及复苏用药

尽早建立可靠静脉通路以便使用各种药物和液体。复苏用药的目的在于增加脑、心等重要器官的血液灌注，纠正酸中毒和提高室颤阈值或心肌张力，以有利于除颤。复苏用药途径以静脉给药为首选，其次是气管滴入法。复苏时，不宜用心内注射，因为它弊大于利，应废用。外周静脉常用肘前或颈外静脉，中央静脉常用颈内或锁骨下静脉。

气管滴入的常用药物有肾上腺素、利多卡因、阿托品及纳洛酮等。一般溶于 10 mL 注射用水中从气管滴入，因药物可被气管内分泌物稀释或因吸收不良而常需加大剂量，通常气管内给药剂量为静脉给药量的 2～3 倍。

近 20 年来，用于心肺复苏的药物变化较多。不少药物在临床实践和研究中，或被淘汰，或已不作为首选药物。20 世纪 70 年代在我国盛行一时的联合使用肾上腺素、去甲肾上腺素和异丙基肾上腺素（三联针）和以后经改变的联合使用肾上腺素、异丙基肾上腺素和阿托品或利多卡因（新三联针），已被建议不用于复苏。应该按实际需要给药。在临床实践中，可以把复苏时使用的药物分为两部分，即心肺复苏术基础生命支持时的首选药和心肺复苏术进一步生命支持时使用的药物。

1. 心肺复苏术基础生命支持时的第一线药

（1）肾上腺素　为心肺复苏术时首选药物，其兴奋 α 受体可增加冠脉灌注和脑血流量，兴奋 β 受体可增强心肌收缩力，可使室颤波由细变粗而容易被电除颤。心搏骤停后，肾上腺素是第一个经静脉注射（或稀释后由气管内注入）的药物。无论是室性颤动、心室停搏或心电-机械分离，均适用。剂量：0.1% 肾上腺素常用剂量为 1 mg/次静脉注射，随即静脉注射 10 mL 生理盐水；如已做气管插管，可用 2.0～2.5 mg 加 10 mL 等渗盐液稀释后经气管注入；必要时每隔 3～5 min 重复 1 次。再次应用肾上腺素的剂量可分别用 3 mg 和 5 mg。

(2)阿托品　为抗副交感神经药物，常用于继发于严重窦性心动过缓、窦房传导阻滞、房室传导阻滞的心搏骤停患者或锑剂中毒所致的心搏骤停者。剂量：静脉注射 1 mg，3～5 min 后可重复，亦可经气管注入。

(3)利多卡因　利多卡因能减慢兴奋的传导速度，延长动作电位效不应期，从而降低心室肌的应激性，提高致颤阈，且很少产生不利的血流动力学影响，适用于心室颤动或室性快速性心律失常。剂量：利多卡因 1～2 mg/kg，静脉注射，速度不宜超过 50 mg/min，也可由气管给药。必要时 3～5 min 后重复至总量达 300 mg，继之可静脉滴注维持，防止室颤复发，滴速为 2～4 mg/min。下列患者剂量应减半：①低心搏量的患者(伴低血压、休克的急性心肌梗死、充血性心力衰竭、末梢灌注不良)；②70 岁以上的患者；③肝功能不良的患者。副作用：吐字不清、肌肉震颤、抽搐、心动过缓。

2. 心肺复苏术进一步生命支持时使用的药物

(1)碳酸氢钠　已不再作为心搏骤停时的第一线药物。目前多强调通过心肺复苏措施(包括电除颤)达到改善通气换气和血液循环，而不主张在复苏早期应用碳酸氢钠纠正酸中毒。如果心肺复苏开始及时，通气充分，不必使用碳酸氢钠；若心搏骤停前病人已有明显代谢酸中毒或伴有高钾血症，应尽早给予适量的碳酸氢钠治疗。如果经过心肺复苏术、电除颤等以后，血气分析发现有严重的代谢性酸中毒，此时可考虑应用适量的碳酸氢钠，以纠正因乳酸积聚所致的酸中毒。目前认为在复苏的最初 10 min 以内，不宜使用碳酸氢钠，原因为：①不能提高除颤能力和存活率；②可引起高渗、高钠血症；③可产生 CO_2，引起细胞内酸中毒；④使儿茶酚胺药物失活。所以，只有在复苏的固定手段(除颤、心脏按压、插管辅助通气、血管活性药物)应用以后才考虑使用。剂量：首次 0.5～1.0 mmol/kg(5% 碳酸氢钠注射液 50～100 mL)静脉滴注，以后根据血气测定结果再重复给药。

(2)多巴胺　是具有剂量相关的多巴胺源性和 β 及 α 肾上腺兴奋活性的内源性儿茶酚胺因子。剂量 3.0～7.5 μg/(kg · min)时是 β 受体激动剂作用，增加心输出量和心率。现被认为在心动过缓阿托品无效时，安全地替代异丙肾上腺素。也常与间羟胺联合应用于心肺复苏术后心脏搏动已恢复，但尚不能保持正常血压时。

(3)多巴酚丁胺　是具有增强心肌收缩力作用的 β 受体激动剂，对于心肌收缩无力所致心功能受损，它已被认为是第一线药物，与硝普钠联合使用时，有协同作用。剂量：2.5～15 μg/(kg · min)，静脉滴注，由较小剂量开始。剂量大于 20 μg/(kg · min)时，心率可以加速,可能加重心肌缺血。

(4)纳洛酮　可拮抗内啡肽所介导的效应,增加心肌收缩力,升高动脉血压,改善组织血液灌注,有利于骤停后的心脏复苏。纳洛酮可迅速通过血脑屏障,解除中枢抑制,有利于脑功能的恢复。剂量0.01 mg/kg,静脉注射,可重复应用。随后以2 μg/(kg·min)静脉滴注。

(5)钙剂　目前已不主张在心肺复苏期间常规使用钙剂,但对于高血钾、严重低血钙或钙通道阻滞剂中毒者,可给予葡萄糖酸钙5.0~10.0 mL静脉注射(2.0~4.0 mL/min)。

(6)复苏所用的液体　静脉给液除了维持通道、利于给药外,扩充血容量也是很重要的目的。为了维持静脉通道,可用5%葡萄糖注射液。如为扩容,宜用胶体液,如代血浆,晶体液可用林格(Ringer)液或5%葡萄糖氯化钠注射液。低分子右旋糖酐有时也可用于改善微循环功能和扩容。

四、初步复苏后的转诊

心搏骤停病人在早期复苏成功后,大部分病人需给予复苏后延续生命支持,包括对病人的可救治性做出判断,对病人进行脑复苏及采取各种强化治疗措施和病因治疗,其中重点是脑复苏。因此,在无条件维持延续治疗时,必须在生命体征相对稳定的前提下转诊,并注意以下事项:①转诊前须与有关医院联系,以便对方做好接应准备,简要写明转诊病情介绍,包括心搏骤停时间、抢救经过、用药时间、液体出入量、生命体征变化情况等;②途中力求平稳、快速;③随车须备好抢救药品和必要器械,包括吸氧设施等;④转诊前应向病人家属说明转诊的必要性,并交代好病情及可能发生的意外。

第二章
高级生命支持与脑复苏

第一节　高级生命支持

一、通气与供氧

1. 吸氧

推荐吸入100%浓度的纯氧,氧分压高可以加大动脉血液中氧的溶解量,进而加强氧的运输(心输出量×血氧浓度),短时间吸入100%浓度氧治疗是有益无害的,只有长时间吸高浓度氧才会产生氧中毒。在急性心肌梗死病人中,氧支持疗法可改善心电图上ST段缺血改变。故推荐疑有急性冠状动脉综合征病人在初始2~3 h内,以4 L/min行经鼻吸氧,对于心肌缺血、心肌梗死、心力衰竭及心律失常是合适的。

2. 通气

(1)面罩　面罩应选用透明的材料,以便能够观察胃内容物的反流。面罩要覆盖口、鼻并密封。进行口-面罩通气,用嘴密封面罩进气孔并对病人通气,同时双手固定面罩,将头部后仰,以保持气道通畅。

(2)球囊与阀装置　最常用的是球囊-面罩,球囊每次泵气提供的容量为1 600 mL,这个容量远大于CPR所要求的潮气量(10 mL/kg,70~1 000 mL)。当过度通气时首先是引起胃膨胀,其次是反流与误吸。临床研究显示,应用面罩应调整好潮气量(6~7 mL/kg,500 mL)。复苏人员必须位于患者的头部,一般应使用经口气道,假如没有颈部伤存在,可将患者的头部抬高,固定头部位置,缓慢、均匀供气,给予一次潮气量的时间应不低于2 s,应最大限度地避免胃膨胀发生。

3. 气管插管

在无法保证气道完全开放时,尽可能进行气管插管。气管插管前应先给病人吸氧。

如果病人存在自主呼吸,应先让病人吸高浓度氧 3 min,如自主呼吸不足,应使用球囊-面罩辅助呼吸。

气管插管有如下优点:可保证通气和吸入高浓度氧,便于吸痰,可作为一种给药途径,可准确控制潮气量,并保证胃内容物、血液及口腔黏液不误吸入肺。由于病人情况不同及复苏环境的复杂性,对气管插管有很高的技能与经验要求,如果没有足够的初始训练及实践经历,可能会产生致命的并发症。

反复插管及插管失败都可影响心搏骤停的复苏和预后。在应急服务医疗体系(Emeryency Medical Service System,EMSS)中因操作机会少,气管插管的失败率高达50%。气管插管可引起下列并发症:口咽黏膜损伤,肺脏长时间无通气,延误胸外按压,误插入食管或分支气管。

气管插管的指征包括:①复苏人员用非侵入性措施无法保证昏迷病人足够通气;②病人缺少保护性反射(如昏迷、心搏骤停等)。

在插管操作时,人工呼吸中断时间应少于 30 s,如插管时间超过 1 min,必须调节通气及氧浓度。如果病人有循环,插管中需要连续监测经皮氧饱和度和心电图。在有第二位急救人员在场时,应在插管期间持续行负压吸引,以免胃内容物反流吸入肺内,并确保气管插管在气管开口处,并用拇指与示指左右固定环状软骨,压力不能过大,以免梗阻气道或影响气管插管。插管时喉镜注意向后、向上、向右用力,有助于暴露声门。气管插管有各种型号,标准为 15 ~22 mm,对成人和儿童应使用大容量、低压力套囊。成人男女气管插管内径平均为 8 mm,但在插管时应准备各种型号的气管插管。同时准备一个较硬的金属探条,放入气管导管腔内,使导管有一定的硬度,在操作时导管更易控制,其金属探条远端不能超出导管的远端开口。用弹性胶探条能使气管导管更易进入气管,一旦探条进入气管,气管导管则可通过探条进入气管,一旦气管导管进入气管,就应将金属探条拔出。

由于喉镜常常不能很好地暴露声门,在气管插管时经常遇到困难,可通过伸曲颈部和抬头寻找暴露声门的最佳位置。一旦看见声门,应迅速将气管导管置入,使套囊刚好位于声门之下。成人从牙齿到声门深度一般在 19 ~23 mm,气囊充气恰好封闭气道(通常为 10 mL),通气时听声门是否有气流,以确定密封的效果。当常规通气,导管套囊内充气气压达到峰值时,导管周围听不见声音。气管插管后应立即通过听诊上腹部、腋中线、腋前线、胸左右侧确定导管的位置。使用明视气管导管置入声门,也应通过听诊确保其在气管内。

为避免导管误入食管,通过检测呼气末 CO_2 浓度及食管镜确定其位置是必要的。据报道在院外气管插管的病人,误插入食管的占 17%。一旦在院外实施气管插管,应严密监察导管的位置。

通气开始时,必须立即确定导管的位置,具体方法如下。

(1)传统方法　压迫气囊时,做上腹部听诊,观察胸廓运动,如胃内听到吹哨音或胸廓无运动,表明导管进入食管,不要再进行通气,拔除导管重新插管。

再次插管前应给予100%浓度氧吸入15～30 s。

如胸廓运动正常,胃部未听到气过水音,应进行双肺听诊,听到呼吸音后应记录,如有疑问,应停止通气。

如对导管位置有怀疑,使用喉镜直接观察导管是否在声门内。

如导管在声门内,则注意导管在前牙的刻度(导管进入声门1～2 cm时,即应注意导管的刻度)。

插管成功后,应使用口咽道和(或)牙垫防止病人咬破或阻塞导管。

经传统方法确定导管位置后,可通过下述监测仪进一步确认。

(2)呼气末CO_2检测仪　检测呼气末CO_2浓度可提示气管导管的位置,如果检测仪显示CO_2缺乏,意味着气管导管不在气管内,尤其是存在自主呼吸时。有时存在假阳性的情况(气管导管确实在气管里,而仪器提示在食管中,而导致气管导管不必要的拔除),因为心搏骤停病人伴有回心血量减少或无效腔增大(如重度肺气肿)可导致呼气末CO_2减低。在心搏骤停前摄取碳酸盐的病人也有假阳性的报道,持续呼气末CO_2监测在插管后数秒钟即可判定是否插管成功。这种检测也可判断气管导管是否移位,尤其在院外转运病人时很容易发生。

(3)食管检测仪　当气管插管进入食管,食管检测仪由于对食管黏膜的排斥作用,可障碍检测仪活塞运动或使吸引囊再次膨起,此时可判断导管位于食管内。呼气末CO_2检测仪在肺灌注正常时可靠性很高,并可用于病人气管插管的评估。但在病人心搏骤停时,因肺循环血流极低,以致呼气末CO_2浓度过低。所以,此时不能通过呼气末CO_2判断气管导管的正确位置,而用食管检测仪提供第二个确定气管导管位置的方法。

确定气管导管在气管内后,为避免导管进入右侧主支气管,仔细听诊是必要的。一经调整好气管导管的位置,记录导管在前牙的刻度,并置入口咽通气道或牙垫予以固定。确定及固定好导管后,应行胸X射线检测导管是否在气管隆嵴的上方。患有严重阻塞性肺疾患的病人伴有呼气阻力增加,注意不要诱发气道塌陷,引起内源性呼气末正压(PEEP)。低血容量可引起低血压,此时应降低呼吸频率(6～8次/min),使之有更多的时间进行气体交换。

4. 吸引装置

吸引装置包括便携及固定的吸引器。应准备用于紧急复苏时,便携式吸引器包括真空瓶和用于咽部吸引的大孔而无结的导管。备有几种不同型号消毒的可通过支气管镜使用的吸引管，使用吸引瓶及无菌液体清洁气管及导管。固定式吸引器能够产生的气流大于 40 L/min，当吸引管夹闭时，产生的吸引力大于 300 mmHg。对于儿童及气管插管的病人，吸引量是可调节的，手控吸引器不像电动吸引器那样易出问题，临床使用效果很好。为进行气管内吸引，应该在吸引管与控制器间加用"T"或"Y"形管。

二、循环支持方法

有许多改良的心肺复苏方法，包括插入性腹部加压、高频（"快速按压率"）CPR、主动加压-减压、充气背心、机械（活塞）、交替胸腹加压-减压和一些有创按压，这些方法的使用限于医院内。不能把循环支持方法作为延期复苏或成人高级生命支持（ACLS）失败后的补救措施，这样做无任何益处。目前还没有一种改良方法可代替标准 CPR。

（一）插入性腹部加压

IAC-CPR 是指在胸部按压的放松阶段由另外一名急救人员按压患者腹部。对心搏呼吸骤停的病人，按压部位在腹部中线、剑突与脐部中点，按压力保持腹主动脉和腔静脉压力在 100 mmHg 左右，使之产生与正常心跳时的主动脉搏动显示。

随机临床研究证明，院内复苏中 IAC-CPR 效果优于标准 CPR，但在院外复苏中未显示出明显的优越性。但 IAC-CPR 不会比标准 CPR 引起更多的复苏损伤。基于院内 IAC-CPR 对血流动力学的积极影响及较好的安全性和令人鼓舞的院内应用结果，建议在院内复苏中将该措施作为标准 CPR 无效时的一种替代方法，但应有足够的人员接受这一操作的训练。对于腹主动脉瘤患者、孕妇以及近期腹部手术的患者，进行 IAC-CPR 的安全性和有效性尚缺乏研究。

（二）高频（"快速按压率"）

部分实验研究结果提示，提高按压频率与标准 CPR 相比，可增加心输出量，提高主动脉和心肌灌注压，增加冠状动脉血流和 24 h 存活率。有研究报道认为，将胸部按压频率提高至 120 次/min，产生的血流动力学效果较好。但此高的按压频率，临床医师徒手操作很困难，且高频 CPR 能否提高复苏成功率，仍有待进一步研究。

（三）主动加压—减压

ACD-CPR 能降低胸膜腔内压而增加静脉回流，增加心排量。但在临床操作中要求强壮的体能，而且难长时间操作，故 ACD-CPR 的有效性及可行性尚有待进一步研究。

（四）充气背心

充气背心 CPR 是基于血流的胸泵原理而产生的，该方法通过一环绕胸部的类似于大血压带的背心，通过周期性的充气放气而增加胸腔内压进行复苏，可提高主动脉压和冠状动脉灌注压的峰值。初步结果显示充气背心 CPR 确实可提高患者 6 h 内存活率，但对于 24 h 存活率改善不明显。由于仪器的体积和重量较大，应用受到限制。

（五）机械

机械（活塞）CPR 装置的一个优点是始终保持一定的按压频率和按压幅度，从而消除了疲劳或其他因素引起的操作误差。但也存在胸骨骨折、价格昂贵、体积重量的限制而难以搬动、活塞脱位等问题。仪器放置或操作不当，会造成通气和（或）按压不充分。此外，按压器加在胸部的重量会限制放松时胸廓的弹性回复和静脉回流，尤其在发生单根或多根肋骨骨折时更为明显。

（六）交替胸腹加压—减压

PTACD-CPR 使用手抓装置，交替进行胸部加压—腹部减压和胸部减压—腹部加压的过程。这一方法结合了 IAC-CPR 和 ACD-CPR 的原理。理论上认为，这种包括了胸部和腹部的加压—减压方法可以增加心搏骤停 CPR 时的血流量。动物实验证实，使用 PTACD-CPR 可增加心脏的血流灌注，且不明显延迟 CPR 的开始时间。但目前还没有通过临床资料证实其有效。

（七）有创按压

直接心脏按压是一种特殊的复苏方法，可为脑和心脏提供接近正常的血流灌注。实验研究表明，心搏骤停早期，经短期体外 CPR 无效后，直接心脏按压可提高患者的存活率。虽相关的临床研究较少，但有证据表明，开胸心脏按压对血流动力学会产生有利影响。但是如果时间延迟（心搏骤停 25 min 以后），再使用本方法并不会改善抢救效果。急诊开胸心脏按压，需要有经验的抢救队伍，并能在事后给予最佳护理，故不建议列为常规，尤其不能把这一方法作为长时间复苏的最后努力。行进一步研究以评价心搏骤停救治早期开胸治疗的效果是必要的。

开胸指征：①胸部穿透伤引起的心搏骤停；②体温过低、肺栓塞或心脏压塞；③胸廓畸形，体外 CPR 无效；④穿透性腹部损伤，病情恶化并发生心搏骤停。

三、心肺复苏和血管活性药物

（一）肾上腺素

肾上腺素适用于心搏骤停的复苏，其具有 α-肾上腺素能受体激动剂的特性，在心肺复苏时可增加心肌和脑的供血，但该药的 β-肾上腺素能样作用是否有利于复苏仍有争议，因其可能增加心肌氧耗和减少心内膜下心肌灌注，目前多采用肾上腺素“标准”（SDE）剂量（1 mg）静脉注射，基本不用心内注射。

大剂量肾上腺素（HDE）：指每次用量达到 0.1～0.2 mg/kg，与标准剂量（0.01～0.02 mg/kg）相比，能使冠状动脉灌注压增加，自主循环恢复（ROSC）率增加。一组纳入 9 462例患者的随机研究表明，HDE 组的 ROSC 及生存住院为 26.1%，而 SDE 组的 ROSC 及生存住院为 23.4%（$P<0.01$）。两组生存出院无显著差异（HDE 组 2.9%，SDE 组 3.0%，$P=0.73$）。神经系统功能良好的生存情况在两组间无差异（HDE 组 2.2%，SDE 组 2.3%，$P=0.75$）。因此，HDE 不改善长期生存及神经系统预后。

HDE 的副作用：研究结果表明，CPR 后神经系统功能欠佳与 HDE 有关。HDE 可引起复苏后中毒性高肾上腺素状态，引起心律失常，增加肺内分流，增加死亡率，可加重复苏后心功能不全，对脑细胞有直接毒性作用。综上所述，对心脏停搏经用 SDE（1 mg）未能复跳者，在国外有人主张使用大剂量，也有反对使用大剂量。两种意见未能统一，要做出最后结论，还需要进行一系列临床前瞻性对比研究。结合我国目前临床对心搏骤停抢救的实践。多数医生倾向于在 SDE 无效时，第 2 次（3 min 后）即加大剂量。有两种方法。一种是剂量缓增，如 1 mg、3 mg、5 mg；另一种做法是立即用大剂量，即一次大于 5 mg。总之，目前对使用大剂量肾上腺素治疗尚无定论。

肾上腺素气管内给药吸收良好，剂量一般为静脉内给药的 2.0～2.5 倍，并用 10 mL 生理盐水稀释。

肾上腺素也可用于有症状的心动过缓患者。当阿托品治疗和经皮起搏失败后，可用肾上腺素 1 mg 加入 500 mL 生理盐水或 5% 葡萄糖注射液中持续静脉滴注，对于成人其给药速度应从 1 μg/min 开始，逐渐调节至所希望的血流动力学效果（2～10 μg/min）。

（二）去甲肾上腺素

去甲肾上腺素是一种血管收缩药和正性肌力药。药物作用后心排血量可以增高，也可以降低，其结果取决于血管阻力大小、左心功能状况和各种反射的强弱。严重的低血压（收缩压<70 mmHg）和周围血管阻力低是其应用的适应证。将去甲肾上腺素 4 mg 加入 250 mL 含盐或不含盐液体中，起始剂量为 0.5～1.0 μg/min，逐渐调节至有效剂量。顽固性休克需要去甲肾上腺素量为 8～30 μg/min。需要注意的是给药时不能在同一输液管道内给予碱性液体。

（三）多巴胺

多巴胺属于儿茶酚胺类药物，是去甲肾上腺素的化学前体，既有 α 受体又有 β 受体激动作用，还有多巴胺受体激动作用。生理状态下，该药通过 α 受体和 β 受体作用于心脏。在外周血管，多巴胺可以释放储存在末梢神经内的去甲肾上腺素，但去甲肾上腺素的缩血管作用多被多巴胺受体 DA_2 的活性拮抗，所以生理浓度的多巴胺起扩血管作用。在中枢神经系统，多巴胺是一种重要的神经递质。作为药物使用的多巴胺既是强有力的肾上腺素能样受体激动剂，也是强有力的周围多巴胺受体激动剂，而这些效应均与剂量相关。多巴胺用药剂量为 2～4 μg/(kg·min)时，主要发挥多巴胺样激动剂作用，有轻度的正性肌力作用和肾血管扩张作用。用药剂量为 5～10 μg/(kg·min)时，主要起 β_1 和 β_2 受体激动作用，另外在这个剂量范围内 5-羟色胺和多巴胺介导的血管收缩作用占主要地位。用药剂量为 10～20 μg/(kg·min)时，α 受体激动效应占主要地位，可以造成体循环和内脏血管收缩。相对而言，酚妥拉明主要是选择性 β_1 受体激动剂，在增加心排血量的同时可以减轻交感神经张力。

复苏过程中，由于心动过缓和恢复自主循环后造成的低血压状态，常常选用多巴胺治疗。多巴胺和其他药物合用（包括多巴酚丁胺）仍是治疗复苏后休克的一种方案。如果充盈压改善，低血压持续存在，可以使用正性肌力药（如多巴酚丁胺）或血管收缩药（如去甲肾上腺素）。这些治疗可以纠正和维持体循环的灌注和氧的供给。

不能将碳酸氢钠或其他碱性液与多巴胺液在同一输液器内混合，碱性药物可使多巴胺失活。多巴胺的治疗也不能突然停药，需要逐渐减量。

多巴胺给药的推荐剂量为 5～20 μg/(kg·min)，超过 10 μg/(kg·min)可导致体循环和内脏血管的收缩，更大剂量的多巴胺对一些患者可引起内脏灌注不足的副作用。以 2～4 μg/(kg·min)的剂量治疗急性肾功能衰竭少尿期，尽管此剂量的多巴胺可以偶尔增加尿量，但尿量的增加并不能代表肾小球滤过率的改善。所以，目前不建议用小剂量多巴胺 2～4 μg/(kg·min)治疗急性肾功能衰竭少尿期。

（四）多巴酚丁胺

多巴酚丁胺是一种合成的儿茶酚胺类药物，具有很强的正性肌力作用，常用于严重收缩性心功能不全的治疗。该药主要通过激动 β 肾上腺能受体发挥作用。主要特点是在增加心肌收缩力的同时伴有左室充盈压的下降，并具有剂量依赖性。该药在增加每搏心输出量的同时，可导致反射性周围血管扩张，用药后动脉压一般保持不变，常用剂量范围 5～20 μg/(kg·min)。但对危重患者而言，不同个体的正性肌力反应和负性肌力反应可以变化很大。老年患者对多巴酚丁胺的反应性明显降低。大于 20 μg/(kg·min)的给药剂量可使心率增加超过 10%，能导致或加重心肌缺血。当给药剂量达 40 μg/(kg·min)时，可能导致中毒。

（五）氨力农和米力农

氨力农和米力农是磷酸二酯酶Ⅲ抑制剂，具有正性肌力和扩血管的特性。氨力农改善前负荷的效应较儿茶酚胺类药更加明显，对血流动力学的改善与多巴酚丁胺相似。磷酸二酯酶抑制剂可用于治疗对标准治疗反应不佳的严重心力衰竭和心源性休克。对儿茶酚胺反应差及快速心律失常都是使用该药的适应证。瓣膜阻塞性疾病是使用该药的禁忌证。氨力农可在最初 2 ~3 min 内给予 0.75 mg/kg，随后予 5 ~15 μg/(kg · min) 静脉滴注，30 min 内可以再次给予冲击量。

米力农治疗效果与氨力农相似，但有较长的血浆半衰期，使其不易调节静脉滴注速度。中等剂量米力农可与多巴酚丁胺配伍使用，增加正性肌力作用。用药时可先给予一次静脉负荷量（50 μg/kg，缓慢注射 10 min 以上），然后 375 ~750 ng/(kg · min) 维持静脉滴注 2 ~3 d。

（六）地高辛

地高辛作为正性肌力药物在心血管急救中已限制使用。地高辛可通过减慢房室结传导，从而降低房扑或房颤患者的心室率。该药中毒剂量和治疗剂量相差很小，尤其是在低钾血症时更为明显。地高辛中毒可以导致严重的室性心律失常和心搏骤停。地高辛特异性抗体能用来治疗严重的地高辛中毒。

对慢性房颤患者，地高辛可以安全有效地控制其心室率，但对于阵发性房颤患者，该药疗效较差。对处于高交感神经活性状态（如慢性充血性心力衰竭、甲状腺功能亢进或运动时）的患者，该药控制心室率效果差。目前更愿意应用钙通道阻滞剂或 β 肾上腺素能受体阻滞剂来控制房颤患者的心室率。对高交感神经活性状态，β 受体阻滞剂可能比钙通道阻滞剂带来更大的益处。

（七）硝酸甘油

硝酸酯类药物因其可松弛血管平滑肌而应用于临床。对怀疑胸部缺血性疼痛或不适的患者，硝酸甘油可作为一线药物应用。舌下含服硝酸甘油能稳定吸收，并有较好的临床疗效。一般在 1 ~2 min 内可以缓解心绞痛，疗效能持续 30 min。如使用 3 片药物仍不能缓解症状，患者就应该拨打急救电话，寻求急救医疗机构的帮助。

对于急性冠脉综合征、高血压危象和充血性心力衰竭患者，需要仔细调节硝酸甘油静脉滴速。对于再次发生的心肌缺血、高血压急症或与心肌梗死相关的充血性心力衰竭，静脉滴注硝酸甘油是一种有效的辅助治疗。而对于下壁心肌梗死，硝酸酯类药物要谨慎应用。对依赖前负荷的右室心肌梗死，禁用硝酸酯类药物。硝酸甘油的药效主要取决于血容量状态，一小部分取决于服药的剂量。低血容量可以减弱硝酸甘油有益的血流动力学效应，同时可以增加发生低血压的危险，而低血压可以减少冠状动脉血流，加重心肌缺血。扩充血容量可以纠正由静脉滴注硝酸甘油诱导的低血压的副作用。静脉应用硝酸甘油的其他副作用包括：心动过速、反常的心动过缓、由于肺通气血流比例失调导致的低氧血症、头痛。硝酸甘油应该避免应用于心动过缓和严重的心动过速患者。

对于怀疑有心绞痛的患者，应首先舌下含服 1 片硝酸甘油（0.3 mg 或 0.4 mg），如不适症状未能缓解，3～5 min 后可以重复应用。

静脉持续滴注硝酸甘油（硝酸甘油 50～100 mg 加入 250 mL 液体中）的起始剂量为 10～150 μg/min，每 5～10 min 增加 5～10 μg/min，直至达到最佳的血流动力学效应。小剂量的硝酸甘油（30～40 μg/min）主要扩张静脉，大剂量者（150～500 μg/min）引起动脉扩张。用药时间持续超过 24 h 可能产生耐药性。

（八）硝普钠

硝普钠是一种强效的、反应迅速的周围血管扩张剂，临床上用于治疗严重的心力衰竭和高血压急症。其直接扩张静脉的作用可以降低左、右心室的前负荷，减轻肺充血，从而减少左心室的容量和压力。扩张动脉的作用可以降低周围动脉阻力（后负荷），减少左室容量，减轻室壁张力，增加每搏心输出量，减少心肌耗氧量。如果血容量正常或略高，降低周围血管阻力经常会增加每搏心输出量，并轻度降低体循环血压。如果是低血容量状态，硝普钠会导致血压的严重下降和反射性心动过速。所以，应用硝普钠时要行严密的血流动力学监测，左心室的充盈压最好维持在 15～18 mmHg。有研究表明，临床上对多巴胺反应不好的低排高阻患者，应用硝普钠治疗有效，但并不能减少其死亡率。对主动脉关闭不全和二尖瓣反流的顽固性心力衰竭，硝普钠治疗有效。硝普钠可以减少高血压和急性缺血性心脏病患者的室壁张力和心肌作功，但是否可用其治疗急性心肌梗死（AMI），目前还有争议。硝酸甘油与硝普钠相比，前者降低冠脉灌注压的程度较小，增加缺血心肌血液供应的作用较大。在开展溶栓治疗前，硝酸甘油降低 AMI 死亡率的幅度较硝普钠大（45%、23%）。所以，硝酸甘油更适合于 AMI 扩张静脉治疗，特别是合并充血性心力衰竭时。当硝酸甘油不能将 AMI 和 AMI 诱发的急性充血性心力衰竭患者的血压降至正常时，方可考虑加用硝普钠治疗。硝普钠对肺动脉系统有扩张作用，可以改变肺病患者（如肺炎、急性呼吸窘迫综合征）缺氧性肺血管收缩，但这也可以加重肺内分流，导致新的低氧血症。

硝普钠最主要的并发症是低血压。有的患者可能还会出现头痛、恶心、呕吐和腹部痉挛性疼痛。硝普钠可迅速代谢为氰化物和硫氰酸盐，氰化物也可以在肝内代谢为硫氰化物或与维生素 B_6 合成化合物，硫氰化物可被肾脏代谢。如果肝肾功能不全，或使用剂量大于 3 μg/(kg·min),并且用药超过 72 h,需注意氰化物或硫氰化物的积累,此时要观察氰化物或硫氰化物引起的中毒迹象。氰化物中毒可以导致进行性加重的代谢性酸中毒。硫氰化物血清浓度大于 12 mg/dL 时可以诊断硫氰化物中毒。其临床表现为神志不清、反射亢进和惊厥。一旦出现中毒,要立即停止静脉滴注硝普钠。如果氰化物血中浓度很高,或出现中毒的症状和体征,应静脉滴注亚硝酸钠和硫代硫酸钠治疗。

(九)碳酸氢钠

在心搏骤停和复苏后期,足量的肺泡通气是控制酸碱平衡的关键。高通气可以减少二氧化碳潴留纠正呼吸性酸中毒。目前很少有研究表明缓冲碱治疗可以改善预后。实验和临床资料表明,碳酸氢盐的应用有以下特点:①在动物实验中不能增强除颤的效果或提高生存率;②能降低血管灌注压;③可能产生细胞外碱中毒的副作用,包括血红蛋白氧饱和度曲线移动和抑制氧的释放;④可能导致高渗状态和高钠血症;⑤产生二氧化碳弥散人细胞内引起反常的细胞内酸中毒;⑥可加重中心静脉酸血症;⑦可使同时应用的儿茶酚胺失活。心搏骤停和复苏时,由低血流造成的组织酸中毒和酸血症是一个动态的发展过程。这一过程的发展取决于心搏骤停的持续时间和 CPR 时血流水平。目前关于在心搏骤停和复苏时酸碱失衡病理生理学的解释是:低血流条件下组织中产生的二氧化碳发生弥散障碍。所以在心搏骤停时,足量的肺泡通气和组织血流的恢复是控制酸碱平衡的基础。交感神经的反应性不会因为组织酸中毒而受影响。

只有在原来即有代谢性酸中毒、高钾血症、三环类或苯巴比妥类药物过量的情况下,应用碳酸氢钠才会有效。另外,对于心搏骤停时间较长的患者,应用碳酸氢钠治疗可能有益。但只有在除颤、胸外心脏按压、气管插管、机械通气和血管收缩药治疗无效时,方可考虑应用该药。应用碳酸氢钠以 1 mmol/kg 作为起始量。如有可能应根据血气分析或实验室检查结果得到的碳酸氢盐浓度和计算碱剩余来调整碳酸氢盐用量。为减少发生医源性碱中毒的危险,应避免完全纠正碱剩余。

(十)利尿剂

呋塞米(速尿)是一种较强的利尿剂,它通过抑制近端和远端肾小管及髓袢对钠的重吸收而起作用。对急性肺水肿患者,速尿还有直接扩张静脉血管的作用;但对慢性心力衰竭患者,速尿有短暂的血管收缩作用。其对血管的作用可在 5 min 内起效,随后尿量才会增加。所以,速尿可能对急性肺水肿治疗有效。有时单用大剂量髓袢利尿剂可能对患者无效,此时合用一些作用于近端肾小管的噻嗪类利尿剂可能会有效。两种利尿剂配伍使用常常会造成钾的丢失,因此需要密切观察血清电解质的浓度。速尿的用法为0.5~1.0 mg/kg 缓慢静脉注射。

四、抗心律失常药物

(一)利多卡因

利多卡因是治疗室性心律失常的药物,对急性心肌梗死(AMI)患者可能更为有效。利多卡因在心搏骤停时可用于:①电除颤和给予肾上腺素后,仍表现为心室颤动(VF)或无脉性室性心动过速(VT);②控制已引起血流动力学改变的室性期前收缩(PVC);③血流动力学稳定的 VT。给药方法:心搏骤停患者,起始剂量为 静脉注射 1.0 ~1.5 mg/kg,快速达到并维持有效治疗浓度。顽固性 VF 或 VT,可酌情再给予 1 次 0.50 ~0.75 mg/kg的冲击量,3 ~5 min 内给药完毕。总剂量不超过3 mg/kg(或<200 ~300 mg/h)。VF 或无脉性 VT 当除颤和肾上腺素无效时,可给予大剂量的利多卡因 (1.5 mg/kg)。只有在心搏骤停时才采用冲击量疗法,但对心律转复成功后是否给予维持用药尚有争议。有较确切资料支持在循环恢复后预防性给予抗心律失常药物,持续用药维持心律的稳定是合理的。静脉滴注速度最初应为 1 ~4 mg/min,若再次出现心律失常应小剂量冲击性给药(静脉注射 0.5 mg/kg),并加快静脉滴注速度 (最快为 4 mg/min)。

(二)胺碘酮

静脉使用胺碘酮的作用复杂,可作用于钠、钾和钙通道,并且对 α 受体和 β 受体有阻滞作用,可用于房性和室性心律失常。临床应用:①对快速房性心律失常伴严重左心功能不全患者,在使用洋地黄无效时,胺碘酮对控制心室率可能有效;②对心脏停搏患者,如有持续性 VT 或 VF,在电除颤和使用肾上腺素后,建议使用胺碘酮;③对控制血流动力学稳定的 VT、多形性 VT 和不明起源的多种复杂心动过速有效;④可作为顽固的阵发性室上性心动过速(PSVT)、房性心动过速电转复的辅助措施,以及心房颤动(AF)的药物转复;⑤可控制预激房性心律失常伴旁路传导的快速心室率。

对严重心功能不全患者 静脉注射胺碘酮比其他抗房性或室性心律失常药物更适宜。如患者有心功能不全,射血分数小于 40% 或有充血性心力衰竭征象时,胺碘酮应作为首选的抗心律失常药物。在相同条件下,胺碘酮的作用更强,而较其他药物致心律失常的可能性更小。给药方法为先静脉注射 150 mg/10 min,后按 1 mg/min 持续 静脉滴注 6 h,再减量至 0.5 mg/min。对再发或持续性心律失常,必要时可重复给药 150 mg。一般建议,每日最大剂量不超过 2 g。有研究表明,胺碘酮相对大剂量(如 125 mg/h)持续 24 h (全天用量可达 3 g)时,对 AF 有效。心搏骤停患者如为 VF 或无脉性 VT,初始剂量为 300 mg,溶于 20 ~30 mL 生理盐水或葡萄糖注射液内快速推注。对血流动力学不稳定的 VT 及反复或顽固性 VF 或 VT,应增加剂量再快速静脉注射 150 mg,随后按 1 mg/min 的速度静脉滴注 6 h，再减至 0.5 mg/min，每日最大剂量不超过 2 g。

胺碘酮主要副作用是低血压和心动过缓，预防的方法是减慢给药速度，若已出现临床症状，可通过补液，给予加压素、正性变时药或临时起搏器。胺碘酮通过改变旁路传导而对治疗室上性心动过速有效。虽对胺碘酮治疗血流动力学稳定的室性心动过速（VT）研究不多，但对于治疗血流动力学不稳定的 VT 或 VF 效果较好。胺碘酮和普鲁卡因胺一样均有扩血管和负性肌力的作用，这些作用会使血流动力学变得不稳定，但常与给药的量和速度有关，而且通过血流动力学观察，静脉应用胺碘酮较普鲁卡因胺有更好的耐受性。

静脉注射索他洛尔、普罗帕酮、氟卡尼对室上性心动过速，包括有或无提前激动的房性心律失常均有效。有缺血性心脏病患者应用 Ic 类药物如氟卡尼和普罗帕酮，其死亡率增加，故对此类患者要避免应用 Ic 类药物。

（三）阿托品

阿托品用于逆转胆碱能性心动过缓、血管阻力降低、血压下降。可治疗窦性心动过缓，对发生在交界区的房室传导阻滞或室性心脏停搏可能有效，但怀疑为结下部位阻滞时（Mobitz Ⅱ型），不用阿托品。使用方法：治疗心脏停搏和缓慢性无脉的电活动，即给予 1.0 mg 静脉注射；若疑为持续性心脏停搏，应在 3～5 min 内重复给药；仍为缓慢心律失常，可每间隔 3～5 min 静脉注射一次 0.5～1.0 mg，至总量 0.04 mg/kg。总剂量为 3 mg（约 0.04 mg/kg）的阿托品可完全阻滞人的迷走神经。因阿托品可增加心肌氧需求量并触发快速心律失常，故完全阻断迷走神经的剂量可逆转心脏停搏。如剂量小于 0.5 mg 时，阿托品有拟副交感神经作用，并可进一步降低心率。阿托品气管内给药也可很好吸收。

AMI 患者应慎用阿托品，因致心率过速会加重心肌缺血或扩大梗死范围。静脉注射阿托品极少引发 VF 和 VT。阿托品不适用于因浦肯野氏纤维水平房室阻滞所引起的心动过缓（Mobitz Ⅱ型房室阻滞和伴宽 QRS 波的三度房室阻滞），此时，该药很少能加快窦房结心率和房室结传导。

（四）β 受体阻滞剂

β 受体阻滞剂对急性冠脉综合征患者有潜在益处，包括非 Q 波心肌梗死（MI）和不稳定型心绞痛。若无其他禁忌证，β 受体阻滞剂可用于所有怀疑为 AMI 或高危的不稳定型心绞痛患者。β 受体阻滞剂也是一种有效的抗心律失常药，可降低 VF 的发生率。作为溶栓的辅助性药物可减少非致命性再梗死的发生率和心肌缺血的复发，而不适于溶栓的患者早期使用 β-受体阻滞剂也可降低死亡率。

氨酰心安、倍他乐克和普萘洛尔可显著降低未行溶栓 MI 患者 VF 的发生率。一般建议使用剂量为 5 mg,缓慢静脉注射(5 min 以上),观察 10 min,患者如能耐受,可再给 5 mg 缓慢静脉注射 (5 min 以上),而后每 12 h 口服 50 mg。倍他乐克按每 5 min 缓慢静脉注射 5 mg 一次,至总量达 15 mg,静脉注射 15 min 后开始口服 50 mg,每日 2 次,患者如能耐受,24 h 后改为 100 mg,每日 2 次。艾司洛尔是一种静脉用短效(半衰期 2 ~ 9 min)选择性 β 受体阻滞剂,建议室上性心动过速(SVT)紧急治疗应用,包括 PSVT,并在以下情况中用于控制心率:非预激 AF 或房扑、房性心动过速、异常窦性心动过速、尖端扭转型 VT、心肌缺血。艾司洛尔用药剂量控制较复杂,需要使用输液泵。静脉应先给予负荷量:0.5 mg/kg(1 min 内),而后按 50 μg/(kg · min)维持 4 min,如药物作用不够充分,可再给予冲击量 0.5 mg/kg,1 min 内给药完毕,并将维持量增至 100 μg/(kg · min)。可每 4 min 重复给予冲击量 0.5 mg/kg 和维持量[按 50 μg/(kg · min)递增],直至最大剂量 300 μg/(kg · min),如有必要,可持续 48 h 静脉滴注。

β 受体阻滞剂的不良反应:心动过缓、房室传导延迟和低血压。其绝对禁忌证:二度、三度房室传导阻滞,低血压,严重充血性心力衰竭,与支气管痉挛有关的肺部疾病。

(五)钙通道阻滞剂

异搏定和硫氮卓酮属于钙通道阻滞剂,可减慢房室结传导并延长其不应期,此作用可终止经房室结的折返性心律失常。对 AF、房扑或频发房性期前收缩患者,给予钙通道阻滞剂可控制心室率。由于此类药物可能降低心肌收缩力,因此对严重左心功能不全患者,可能会导致心功能恶化。

静脉给予异搏定可有效终止窄 QRS 波形的 PSVT,并可用来控制 AF 时的心室率。但需注意,腺苷应是治疗窄 QRS 波形 PSVT 的首选药物。但由于腺苷的半衰期极短,在控制 AF 或房扑心室率时往往无效。异搏定初始剂量为 2.5 ~ 5.0 mg,2 min 内静脉给药完毕,若无效或无副反应,可每 15 ~ 30 min 重复给药 5 ~ 10 mg,最大剂量 20 mg。只有为窄 QRS 波形 PSVT 或确定为室上性心律失常患者才使用异搏定,且不能用于左室功能受损或心衰患者。

硫氮卓酮初始剂量为 0.25 mg/kg,第二次剂量为 0.35 mg/kg,与异搏定作用相似。其优点是心肌抑制作用比异搏定弱。硫氮卓酮控制 AF 或房扑心室率的给药方法为 5 ~ 15 mg/h 静脉滴注。

(六)异丙肾上腺素

异丙肾上腺素是纯 β 受体激动剂,具有正性肌力作用和正性变时效应,可增加心肌氧耗、心排血量和心脏做功,对缺血性心脏病、心力衰竭和左室功能受损患者会加重缺血和心律失常。对已影响血流动力学的心动过缓，在用阿托品和多巴酚丁胺无效，又尚未行经皮或经静脉起搏处置时，给予异丙肾上腺素可作为临时性治疗措施。但在上述情况中，异丙肾上腺素均非作为首选药。小剂量使用时，异丙肾上腺素可加快心率，会引起血压升高以代偿血管扩张作用。用药方法：将1 mg异丙肾上腺素加入500 mL液体中，浓度为2 μg/mL。建议 静脉滴注速度为2～10 μg /min，并根据心率和心律的反应进行调节。治疗心动过缓必须非常小心，只能小剂量应用。大剂量时会导致心肌耗氧量增加，扩大梗死面积并导致恶性室性心律失常，异丙肾上腺素不适用于心搏骤停或低血压患者。

（七）镁剂

严重缺镁也可导致心律失常、心功能不全或心脏性猝死。低镁时可能发生顽固性VF，并阻碍K^+进入细胞。紧急情况下，可将1～2 g硫酸镁用100 mL液体稀释后快速给药，1～2 min注射完毕。但必须注意快速给药有可能导致严重低血压和心搏骤停。有学者建议，镁剂可能是治疗药物引起的尖端扭转型室速的有效方法，即使在不缺镁的情况下，也可能有效。给药方法：负荷量为1～2 g(8～16 mmol)，加入50～100 mL液体中，5～60 min给药完毕，然后静脉滴注0.5～1.0 g(4～8 mmol)/h并根据临床症状调整剂量和滴速。但不建议AMI患者常规预防性补镁。心搏骤停者一般不给镁剂，除非怀疑患者心律失常是由缺镁所致或发生尖端扭转型室速。

（八）普鲁卡因胺

普鲁卡因胺可抑制房性和室性心律失常，可用于转复室上性心律失常（尤其是AF或房扑），控制预激性房性心律失常伴旁路传导所致的快速心室率，或无法确定是室上性还是室性心动过速。按20 mg/min的速度静脉滴注至心律失常得以控制。冲击量给药可出现毒性反应、严重低血压，而对给药速度的限制影响了该药在紧急情况中应用。紧急情况可按50 mg/min给药，至总剂量为17 mg/kg体重。心搏骤停患者快速给予普鲁卡因酰胺的危险性需进一步研究，维持剂量为1～4 mg/min静脉滴注。肾衰患者需减低维持量，且持续静脉滴注3 mg/min以上，超过24 h者需监测血药浓度。预激性QT延长和尖端扭转型室速的患者禁用该药，给药期间需持续进行心电图和血压监测，若给药速度过快可能出现血压急剧下降。

（九）双异丙吡胺

根据Williams分级，双异丙吡胺属于Ia类抗心律失常药，可减慢传导速度，延长有效不应期，其作用类似于普鲁卡因酰胺。有抗胆碱能作用、负性肌力作用和低血压等副作用。用量为2 mg/kg，10 min内静脉注射完毕，然后以0.4 mg/(kg・h)持续静脉滴注。由于本药的给药速度相对较慢，因而在急诊情况下使用不实际，效果不确切。

(十)普罗帕酮

普罗帕酮与氟卡胺属 Ic 类药物,可减慢传导并具有负性肌力作用。此外,该药可非选择性阻断 β 受体。静脉用药能有效终止房扑或 AF,以及异位房性心动过速、房室折返性心动过速和与旁路有关的 SVT,包括预激性 AF。由于有明显的负性肌力作用,左室功能受损者禁用。由于普罗帕酮与氟卡胺属于同一类抗心律失常药,已证实后者可增加 MI 患者的死亡率,因此对疑有冠心病的患者禁用本药。给药方法:静脉给药剂量为 1 ~ 2 mg/kg,给药速度为 10 mg/min。副作用包括心动过缓、低血压和胃肠道反应。

第二节 脑复苏

CPR 的成功并非仅指心跳和呼吸的恢复,更重要的是恢复智能和工作能力。虽然部分患者心肺复苏成功,但终因不可逆性脑损伤而致死亡或残留严重后遗症,因此,脑复苏是心肺复苏最后成败的关键。这一认识应贯穿于复苏的全过程,才有可能确保脑组织不致造成无法逆转的损伤。缺氧状态下,脑血流的自主调节功能丧失,脑血流的维持主要依赖脑灌注压(平均动脉压-颅内压)。所以,脑复苏的原则是改善脑循环,降低脑代谢和颅内压,阻止脑损失的病理生理进程,促进脑功能恢复。

脑死亡的判断依据:CPR 后,如呼吸未恢复并有瞳孔散大、四肢无肌张力、无任何反射活动、脑电图无电活动征象,考虑判断为脑死亡。

一、改善脑灌注

维持相对稳定的动脉血压,提高脑组织的血流灌注,是改善脑组织的关键。迅速提高动脉血压和脑灌注压,在改善脑循环、防止缺氧性脑损伤和恢复脑功能方面有着重要作用。为此,可在补充血容量的基础上,适当应用血管活性药物升高血压。但长时间血压过高或补液过多可加重脑水肿,必要时宜监测颅内压,使其保持在 15 mmHg 以下。

二、降温

降低体温可降低颅内压和脑代谢,提高脑细胞对缺氧的耐受力,减轻或预防脑水肿,有利于脑细胞功能恢复。对心搏骤停病人,应尽早采用降温措施,常用物理降温,可在体表大血管处(如颈部、腋下及腹股沟等)放置冰袋。冬眠疗法也有助于降温并能防止物理降温过程中的寒战反应,但所用的药物对呼吸、心率和血压有一定的影响,应慎用。

控制体温不能低于 31 ℃，一般降至 33～34 ℃为宜，以免低温诱发心室颤动。降温期限持续到听觉与痛觉恢复、出现四肢协调运动为止。

三、脱水

脱水治疗可减轻脑组织水肿和降低颅内压，对神志恢复缓慢或有颅内压增高者，应及时使用 20% 甘露醇或 25% 山梨醇。甘露醇用法：静脉滴注 1～2 g/kg，滴入速度 10 mL/min。山梨醇用法：每次 250～500 mL，于 20～30 min 内滴完。必要时每 6～8 h 重复一次。联合使用呋塞米 20～40 mg 或地塞米松 5～10 mg，有助于避免或减轻渗透性利尿剂所致的反跳现象。应用中需注意防止心脏负担加重或严重脱水。

四、防治抽搐

可用氢麦角碱 0. 6 mg、异丙嗪 50 mg 稀释于 5% 葡萄糖注射液 100 mL 中静脉滴注，以控制缺氧性脑损害引起的四肢抽搐及降温过程中的寒战反应。也可用地西泮 10 mg 静脉注射。

五、相关药物治疗

1. 肾上腺糖皮质激素

不仅能保护血脑屏障和毛细血管的通透性，防治脑水肿，而且还能稳定细胞膜和溶酶体活性，防止细胞自溶与死亡。常用地塞米松 5～10 mg 静脉注射，每 4～6 h 1 次，一般使用 3～5 d。

2. 巴比妥类药物

可对脑活动与代谢产生抑制作用，有利于脑复苏。主要用于心肺复苏后的镇静、控制抽搐及预防癫痫发作、降低脑代谢和颅内压。苯巴比妥钠 3～5 mg/kg 静脉注射，继之以 1～3 mg/(kg·h)静脉滴注。

3. 钙通道阻滞剂

钙通道阻滞剂可解除缺血后血管痉挛，改善脑血流；还可防止再灌注时细胞内钙离子超载所引起的脑损害；同时，通过抑制花生四烯酸代谢，减少前列腺素、血栓素和白三烯的产生，改善微循环。

4. 改善脑细胞代谢药物

如 ATP、辅酶 A、脑活素、胞二磷胆碱、细胞色素 C 及维生素类对脑功能恢复均有帮助。

六、高压氧治疗

高压氧能提高血氧分压、脑组织储氧量和脑脊液氧含量，减轻脑水肿，降低颅内压；还能促进缺血缺氧的神经组织和脑血管床的修复，促进意识的恢复，高压氧治疗也有益于全身其他器官的血氧供应。

1. 治疗机制

迅速提高血氧分压、增加血氧含量、增加毛细血管氧气弥散距离，故能迅速纠正全身各组织缺氧状态。

控制脑缺氧、脑水肿恶性循环的发展：实验证明，高压氧可使颅内动脉收缩，血管阻力增加，血流量减少，从而使颅内压降低。在 0.1 MPa 下吸纯氧，大脑皮质血流量减少 12%；在 0.2 MPa 下吸纯氧，脑血流量减少 21%，颅内压降低 36%；在 0.3 MPa 下吸氧，脑血流量减少 25% 颅内压可在数分钟内下降 40% ~ 50%。在高压氧下虽然脑血流量减少，但因动脉血氧分压增加十几倍，故脑组织的供氧不但不会减少，反而会明显增加。对脑缺氧、脑水肿患者，高压氧既可降低颅内压又有提高脑组织氧分压，增加脑氧利用的双重作用。因而对打断脑缺氧、脑水肿“恶性循环”的进展十分有利。有人认为，高压氧对脑血管收缩作用，主要由于氧对血管平滑肌的直接作用引起，因此时并不伴有血压和二氧化碳分压的改变。但如果血管对 CO_2 的反应能力丧失，高压氧也不能使血管收缩，所以当血管运动麻痹时（如颅内压达到接近于动脉压时），低碳酸血症及高压氧均不能使颅内压降低。

在高压氧下颈动脉血流减少，而椎动脉血流则增加，故虽颈动脉血流量减少，但网状激活系统所在的脑干血流量反而增多，且该处氧分压相对增高，有利于昏迷者的苏醒和生命机能活动的维持。

高压氧下，有利于改善组织无氧和低氧代谢，纠正酸中毒，控制肺水肿，加强排尿功能，促进水、电解质平衡，有利于呼吸、循环功能的维持。

高压氧治疗可增强组织有氧代谢和能量的产生，从而对脑、心、肺、肝、肾等重要器官有保护作用，防止其损伤或衰竭。

高压氧可促进脑血管的修复，促进侧支循环的建立，改善微循环，使缺氧的神经组织重新获得氧供和其他营养。同时还可以防止血小板和红细胞聚集，防止血流阻滞造成脑和其他脏器的损伤，也可以防止脑梗死形成。

高压氧治疗能促进脑神经细胞恢复，促进神经纤维髓鞘修复，加速大脑功能的改善。

2. 治疗指征

心肺复苏成功的病人如无绝对禁忌证，均应进行高压氧治疗。病情越严重越应行高压氧治疗，禁忌证可适当放宽。

3. 治疗时机、压力、时间

（1）治疗时机 高压氧治疗越早越好。但因心肺刚刚复苏，心电不稳，容易发生心律失常，故必须待心脏情况稳定后方可行高压氧治疗。

（2）治疗压力 不需采取高压力，一般0.20～0.25 MPa 即可。

（3）治疗时间 关于高压氧治疗吸氧时间，即高压氧下停留时间以多长时间为宜，是个重要问题。多数病人在高压氧下吸氧后病情好转，出舱后病情仍稳定，随着高压氧及临床治疗后逐渐恢复。有的病人在高压氧下病情稳定，减压出舱后病情又恶化，因此，主张在高压氧下较长时间停留。国内曾有在高压氧下长时间停留取得成功的报道。如福建人民医院在抢救一例心搏骤停的病人，在高压氧下连续停留吸氧 54 h，直至病情稳定，脑水肿控制，意识开始清醒时才出舱。原南京军区总医院在抢救一名心跳、呼吸停止的溺水患儿时，也曾在高压氧下停留 16 h 43 min，直至患儿意识、语言、运动基本恢复正常，方减压出舱。这些成功的经验值得重视。但是在舱内吸氧时间过长容易发生氧中毒，这对已处于垂危状态病人的生命，是一个严重的威胁，应设法避免发生。为防止长时间呼吸高压氧发生氧中毒，应遵循以下原则：①采用间断吸氧法；②尽量采用较低压力；③严格控制氧气的浓度，治疗早期氧气浓度可较高，病情改善后，吸入氧气浓度不超过60%。即使遵守上述原则，呼吸高压氧的时间也不能无限延长，应严格遵守在各不同压力下吸氧的最长允许时间，不得超过允许停留的限度；严密观察病情，及时发现早期氧中毒的表现，迅速采取有效措施。其他预防措施，如低温及应用对抗氧中毒的药物，如三羟甲基氨基甲烷（THAM）、α-氨基丁酸、谷胱甘肽、阿托品、维生素 B、琥珀酸盐、维生素 C 等。另一种常用的方法是最初每日治疗 2 次，每次高压氧下停留 2 h，吸氧 1 h，病情稳定后改为每日 1 次。这种方法的优点是不易发生氧中毒，但反复加压、减压、进舱、出舱易造成病情波动是其缺点。采用此法使用压力可较高，一般用0.20～0.25 MPa。

4. 注意事项

病人进行高压氧治疗时，应照常进行常规治疗。

（1）常规治疗应全面。

（2）加强护理，预防肺和尿道感染、压力性损伤。

（3）心肺复苏早期行高压氧治疗时一定注意病人可能在舱内发生心律失常，应有医护陪舱，并做好抢救的准备工作。

(4)因病人深昏迷、肺水肿,呼吸道分泌物很多,分泌物堵塞支气管,影响肺的通气功能,使肺内通气血流比例失调,肺内病理性动静脉血液分流增加,造成低氧血症。甚至在行高压氧治疗时动脉血氧分压也受影响。故进舱前和在舱内应经常吸痰,保持呼吸道通畅。若动脉血氧分压(PaO_2)持续低于 8.0 ~ 9.3 kPa(60 ~ 70 mmHg),应做气管切开,既可减少呼吸无效腔,又便于吸痰。吸痰要彻底,要勤吸。

(5)注意肺氧中毒。因缺血和缺血再灌注过程中肺已遭受损害,对高浓度氧较敏感,在进行高压氧治疗时容易发生肺氧中毒。笔者观察到重昏迷病人在行高压氧治疗时,吸氧初期一般情况尚好,到吸氧末期,病人表现呼吸加快加深、出大汗、躁动,停止吸氧可迅速缓解。待病情稳定后,这种现象不再出现,考虑是氧中毒所致。故急性重症病人吸氧时间不宜过久,治疗压力不宜过高,有必要可每 12 h 进行 1 次高压氧治疗。应采取吸氧 30 min 后改吸空气 10 min,然后再吸 30 min。

第三章
理化因素致病与创伤的急救

理化因素所致疾病是指存在于人类生活环境或生产环境中的有害的物理、化学因素对身体损害所致的疾病。轻者出现靶器官受损的各种临床表现,严重者可导致死亡或终生残疾。环境中有害的物理因素主要有高温、低温、高气压、低气压、噪声、振动、电离辐射及在意外情况下可发生电击和淹溺等;环境中有害的化学因素主要来自工业毒物如重金属、有机溶剂、刺激性气体、农药等,也可以来自家庭环境中接触的化学物质如清洁剂、杀虫剂、灭鼠剂、麻醉药、酒精。理化因素所致疾病往往在特殊情况下发生,病因多数较为明确,且与环境有关,多数有特定的临床表现,病情危急,变化迅速,需要紧急处理。

第一节　急性中毒的诊断与处理

急性中毒是大量毒物在短时间内进入人体引起的疾病。目前世界上记录在案的化学物质已达 1 000 余种,这些化学物质使用不当将危害人类健康。急性中毒是威胁生命的疾病。急性中毒的早发现、早诊断、早处理对预后事关重大。根据急性中毒病史迅速进行重点体检、判断中毒的类别、及时清除毒物、及早使用特殊解毒药。未明确中毒类别时以对症处理为先的原则进行处理。

一、毒物的体内过程

(一)毒物的吸收途径

1. 呼吸道吸收

毒物主要以烟、粉尘、雾、蒸汽、气体的形态由呼吸道吸入,一般认为毒物由肺部吸收的速度比胃吸收速度快20倍左右,仅次于静脉注射的吸收速度。

2. 消化道吸收

主要是对生活中中毒吸收,吸收部位在胃与肠道,以小肠为主。胃内pH值,胃肠蠕动及胃肠道内容物对吸收有影响。

3. 皮肤黏膜吸收

主要指脂溶性毒物。如苯胺、四乙铅、有机磷农药等可通过完整皮肤、黏膜侵入,脂溶性越大越易穿透皮肤。

(二)毒物的代谢与排泄

1. 毒物代谢

毒物吸收后进入血液,分布于全身,主要在肝脏通过氧化、还原、水解、结合等反应进行代谢。多数毒物经代谢后毒性降低,但也有少数毒物经代谢后毒性反而增加,如对硫磷(1 605)氧化成对氧磷,其毒性比原毒物强数倍。

2. 排泄

少数毒物经肾脏从尿中排出,很多重金属如铅、汞、锰以及生物碱由消化道排出;气体和易挥发毒物吸收后,部分以原型经呼吸道排出;少数毒物可经皮肤排出,有时可引起皮炎;此外,有些毒物可随唾液、乳汁排出;有些毒物排出缓慢,蓄积在体内某些组织或器官内,可产生慢性中毒。

二、中毒的诊断

(一)病史

病史对于中毒的诊断十分重要。为尽快明确毒物的性质、进入机体的时间及应采取的急救措施提供依据。对已有明确中毒史者应详细询问毒物的名称、量,中毒途径、时间以及症状出现的时间,采取了哪些措施等。对不明原因出现的发烧、呕吐、腹痛、发绀、狂躁、惊厥、昏迷等情况而不能用其他疾病来解释时,都应考虑有急性中毒的可能。

(二)临床表现

各种中毒症状和体征取决于各种毒物的毒理作用和机体的反应性。

1. 皮肤黏膜症状

(1)皮肤及口腔黏膜灼伤　见于强酸、强碱、来苏等腐蚀性毒物灼伤。硝酸使皮肤黏膜痂皮呈黄色,盐酸痂皮呈棕色,硫酸痂皮呈黑色。

(2)发绀　引起氧合血红蛋白不足的毒物可导致发绀。如麻醉药、有机溶剂、刺激性气体、亚硝酸盐等中毒均可出现发绀。

(3)黄疸　四氯化碳、毒蕈、鱼胆等中毒可损害肝脏而致黄疸。

2. 眼症状

(1)瞳孔扩大　见于阿托品、莨菪碱类中毒。

(2)瞳孔缩小　见于有机磷杀虫药、氨基甲酸酯类杀虫药中毒。

(3)视神经炎　见于甲醇中毒。

3. 神经系统症状

(1)昏迷　见于麻醉药、镇静催眠药、窒息性气体、农药等中毒。

(2)谵妄　见于阿托品、乙醇、抗组胺药中毒。

(3)肌纤维颤动　见于有机磷杀虫药、氨基甲酸酯杀虫药中毒。

(4)惊厥　见于窒息性毒物、有机氯杀虫药、异烟肼等中毒。

(5)瘫痪　见于可溶性钡盐、三氧化二砷、正己烷、蛇毒等中毒。

(6)精神失常　见于四乙铅、一氧化碳、有机溶剂、阿托品、酒精等中毒。

4. 呼吸系统症状

(1)呼吸气味改变　有机溶剂挥发性强,而且有特殊气味,如酒味。氰化物有苦杏仁味,有机磷杀虫药、黄磷有大蒜味,苯酚、来苏儿有苯酚味。

(2)呼吸加快　引起酸中毒的毒物如水杨酸类、甲醇等可兴奋呼吸中枢,使呼吸加快;刺激性气体引起脑水肿时,呼吸也可加快。

(3)呼吸减慢　见于催眠药、吗啡中毒,也见于中毒性脑水肿。

(4)肺水肿　刺激性气体、磷化锌、有机磷杀虫药、百草枯等中毒可引起肺水肿。

5. 循环系统症状

(1)心律失常　见于阿托品、拟肾上腺素类、洋地黄、夹竹桃、蟾酥乌等中毒。

(2)心搏骤停　原因:①毒物直接作用于心肌,见于洋地黄、奎尼丁、锑剂、吐根碱、河豚等中毒;②缺氧,见于窒息性毒物中毒;③低血钾症,见于可溶性钡盐、棉酚等中毒。

(3)休克　原因:①剧烈的吐泻导致血容量减少;②严重的化学灼伤致血浆渗出而血容量减少;③毒物抑制血管舒缩中枢,引起周围血管扩张,有效血容量减少;④心肌损害。

6. 泌尿系统症状

急性肾功能衰竭。中毒后肾小管受损,出现尿少以至无尿,常见于以下三种情况。

(1)肾小管坏死　见于升汞、四氯化碳、氨基甙类抗生素、毒蕈等中毒。

(2)肾缺血　产生休克的毒物可致肾缺血。

(3)肾小管堵塞　砷化氢中毒可引起血管内溶血,游离血红蛋白由尿排出时可堵塞肾小管;磺胺结晶也可堵塞肾小管。

7. 血液系统症状

(1)溶血性贫血　如砷化氢、苯胺、硝基苯等中毒。

(2)白细胞减少和再生障碍性贫血　见于氯霉素、抗癌药、苯等中毒以及放射病。

(3)出血　见于血小板量或质的异常,由阿司匹林、氯霉素、氢氯噻嗪、抗癌药物等引起;血液凝固障碍,由肝素、双香豆素、水杨酸类、蛇毒等引起。

8. 发热

见于抗胆碱药(阿托品)、二硝基酚、棉酚等中毒。

(三)毒物实验室检测

应尽快直接采集剩余食物、毒物、药物及含毒标本如呕吐物、胃内容物、血液、尿、大便以及其他可疑物品供检,检验标本尽量不放防腐剂并尽早送检。

(四)预测严重度

判断急性中毒的严重程度,通常应分析病人一般情况及神志状态、毒物品种和剂量、有无严重并发症。

下列任何一种临床表现均应看作危重的信号:①深度昏迷;②高血压或血压偏低;③高热或体温过低;④呼吸功能衰竭;⑤肺水肿;⑥吸入性肺炎;⑦严重心律失常;⑧癫痫发作;⑨少尿或肾功能衰竭;⑩黄疸或中毒性肝损害;⑪溶血性贫血或出血倾向;⑫进行性呼吸困难。

三、紧急处理

处理原则是立即阻止毒物吸收;清除体内吸收及尚未吸收的毒物;应用特效解毒药;密切观察病情,对症治疗。

1. 立即终止接触毒物

(1)食入性中毒　采取催吐、洗胃、导泻、灌肠等措施。

(2)吸入性中毒　立即脱离现场,给予吸氧或呼吸新鲜空气,解开衣服,平卧,注意保暖,清除呼吸道分泌物和异物,保持呼吸道通畅。

(3)接触性中毒　立即脱去污染的衣物,用大量清水(忌热水和酒精)反复冲洗体表,特别注意毛发、指甲缝及皮肤皱褶处的清洗,冲洗时间不得少于 30 min。对于腐蚀性毒物要选择相应的中和剂或解毒剂冲洗,如碱性毒物用 2% 醋酸(或 4% 硼酸)溶液、清水依次冲洗后用 3% 硼酸溶液湿敷;酸性毒物用 5% 碳酸氢钠溶液、清水依次冲洗后用氧化镁、甘油糊剂外涂;有机磷中毒(敌百虫除外),可用肥皂水或弱碱水冲洗。若现场无此类药物,对水溶性毒物可用水反复冲洗,非水溶性毒物用无毒或低毒的物质冲洗。

2.清除胃肠道尚未吸收的毒物

(1)催吐 神志清楚且能合作的病人可饮温水300~500 mL,然后用手指或压舌板刺激咽后壁或舌根诱发呕吐,如此反复进行,直至胃内容物完全呕出为止;也可用药物如吐根糖浆、阿扑吗啡等催吐。当病人处于昏迷、惊厥状态时不应催吐,吞服腐蚀性毒物催吐有引起胃穿孔的可能不应催吐。

(2)洗胃 应尽早进行,一般在服毒后6 h内洗胃有效。即使超过6 h,部分毒物仍有可能滞留胃内,多数仍有洗胃的必要。但服用强腐蚀剂者的病人,插管可能引起胃穿孔,一般不宜洗胃。此外惊厥病人插管时可能诱发惊厥。昏迷病人则易导致吸入性肺炎,洗胃应慎重。

洗胃液的选择:可根据毒物的种类不同,选用适当的解毒物质。①保护剂:吞服腐蚀性毒物后,为了保护胃肠黏膜,可服用牛奶、蛋清、植物油等。②溶剂:饮入脂溶性毒物如汽油、煤油等有机溶剂时,可先用液体石蜡150~200 mL,使其溶解而不被吸收,然后进行洗胃。③吸附剂:活性炭是强有力的吸附剂,为广谱解毒剂,无任何毒性,一般用30~50 g加水200 mL,由胃管注入。④解毒剂:通过与体内存留的毒物引起中和、氧化、沉淀等化学作用,改变毒物的理化性质,使其失去毒性作用。根据毒物种类不同,可选用1∶5 000高锰酸钾溶液,可使生物碱、蕈类氧化解毒。⑤中和剂:吞服强酸时可采用弱碱,如镁乳、氢氧化铝凝胶等中和,不要用碳酸氢钠,因其遇酸可生成二氧化碳,使胃肠充气膨胀,有造成穿孔的危险。强碱可用弱酸如稀醋、果汁等中和。⑥沉淀剂:有些化学物可与毒物作用,生成溶解度低、毒性小的物质,因而可用作洗胃剂。乳酸钙或葡萄糖酸钙与氟化物或草酸盐作用,生成氟化钙或草酸钙沉淀,生理盐水与硝酸银作用生成氯化银,碘化钾与甲醛生成乌洛托品。常用延缓毒物在胃肠吸收的药物见表3-1。

表3-1 常用延缓毒物在胃肠吸收的药物

类别	药物名称	适用范围
吸附剂	活性炭 思密达	氰化物以外的各种毒物中毒 多种毒物中毒
润滑剂	蛋清、乳类、米粥	腐蚀性毒物中毒
中和剂	镁乳 1%醋酸、稀释食醋	强酸中毒 强碱中毒

续表 3-1

类别	药物名称	适用范围
氧化剂	高锰酸钾 1 : 5 000	生物碱及有机物、吗啡、烟碱、士的宁、奎宁 毒扁豆碱中毒
0.3% 过氧化氢水	有机物(阿片、士的宁)、高锰酸钾、氰	化物、磷中毒(可引起腹胀)
沉淀剂	4% 鞣酸或浓茶 1 杯	生物碱、某些糖苷或重金属中毒(砷、汞、锑除外)
	2% 碘酊	铅、汞、银、奎宁、士的宁中毒
	25% 硫酸镁、硫酸钠	钡、铅中毒
	8% 淀粉溶液	碘中毒
	生理盐水	硝酸银中毒(形成无毒性氯化银)
	硫酸铜(0.2% ~0.5%)	磷中毒(形成不溶性磷酸铜)
	5% 次硫酸甲酸钠	汞中毒(将高价汞变为难溶性低价汞)
	1% 碘化钾或碘化钠	铊中毒(形成不溶性碘化铊)
	硫酸亚铁溶液 100 mL 加水	砷中毒(形成不溶性亚砷酸铁) 300 mL,氧化镁 60 g 加水至 300 mL 同时混合后每 5 ~10 min 1 次,每次 50 mL 口服
	1.5% 乳酸钙或 0.5% 氯化钙	氟化物、草酸盐中毒
	10% 石灰水	阿片类中毒
	牛乳	硫酸铜、汞、氯酸盐,巴豆油中毒
	蛋清、豆浆	汞,重金属中毒(蛋清可形成蛋白金属)
通用解毒剂	活性炭 2 份、鞣酸 1 份、氧化镁 1 份混合,加温水 200 mL	适用于毒物不明,不能进行洗胃,欲给催吐剂者
民间验方	甘草 15 g、绿豆 30 g 或甘草 30 g 加水煎服	适用于多种原因不明中毒

(3)导泻　洗胃后,口服或由胃管内注入泻药,清除肠道内毒物,一般不用油类泻药,以免促进脂溶性毒物吸收。导泻常用盐类泻药,如硫酸镁 15 g 溶于水内,镁离子吸收过多,对中枢神经系统有抑制作用,故肾功能不全或昏迷病人不宜使用。

相应中毒物的洗胃液、导泻剂见表 3-2、表 3-3。

表 3-2 临床常见化学中毒时洗胃液、导泻剂的应用

中毒类型	洗胃溶液	导泻剂及对抗剂	禁忌药物
农药中毒：DDTDDVP、666、1605、1509、敌百虫；	生理盐水、2% ~4% 碳酸氢钠溶液	硫酸镁 30 g 加水 500 mL	禁用油类泻剂，敌百虫中毒禁用碱性药，1605 中毒禁用高锰酸钾
安眠药中毒	巴比妥、高锰酸钾溶液（1：苯巴比妥、异戊巴比妥等 10 000）	硫酸钠 10 ~ 15 g	禁用碳酸氢钠、硫酸镁
强酸中毒	—	橄榄油、牛奶、稀粥、鸡蛋清	禁洗胃
强碱中毒	—	1% 醋酸或果汁蛋白、牛奶	禁洗胃
重金属盐类中毒；汞砷、磷、铅、卤盐等	生理盐水、2% ~4%	牛奶、稀粥、豆浆、蛋白	磷中毒禁用高锰酸钾、碳酸氢钠、汞中毒可用蛋白水、磷中毒可用 1% 硫酸铜溶液
酚类中毒；来苏儿、石碳酸、煤馏油酚	植物油	牛奶或蛋白水、橄榄油	—
甲醇及乙醇中毒	生理盐水、温开水、2% 碳酸氢钠	浓咖啡	—

表 3-3 特殊情况下使用的解毒剂洗胃液

洗胃液	浓度	作用及用途	毒性及注意事项
氢氧化高铁	10 mL	砷（形成不溶性的亚砷酸铁）	—
硫酸铜	0.2% ~0.5%	磷（形成不溶性的磷化铜）	—
过氧化氢	3% 溶液 10 mL 加入 100 mL 水中	有机物（如鸦片、士的宁）及高锰酸钾、氰化物、磷中毒等	对黏膜有刺激作用；由于气体释放而腹胀
氧化镁或氢氧化镁	25 g/L	中和酸性物质，如阿司匹林、硫酸及草酸等	①因不产生 CO_2 故不会引起胃扩张及胃穿孔。②如在胃中存留量不大，由镁离子产生的中枢抑制作用不明显
钙盐	乳酸钙 15 ~ 30 g/L 氯化钙 5 g/L	氟及草酸盐中毒，分别形成不溶性的氟化钙及草酸钙	—

续表 3-3

洗胃液	浓度	作用及用途	毒性及注意事项
淀粉	75～80 g/L	碘剂	洗胃至洗出液不再显蓝色
生理盐水	—	用于硝酸银中毒，可形成溶解度低、腐蚀性弱的氯化银	—
碘化钠、碘化钾	1%溶液	可与铊结合形成不溶性的碘化铊（黄色）以减少铊的吸收	应用碘化钠（或碘化钾）后立即用清水洗胃，以清除碘化铊

3. 促进已吸收毒物的排出

（1）利尿　很多毒物可由肾脏排泄，加速利尿可促进毒物排出。改变尿 pH 值可促使毒物由尿排出，如用碳酸氢钠可使尿液碱性化（pH 值达 8.0），可以增加弱酸性化合物如苯巴比妥和水杨酸盐离子化，因不易通过肾小管上皮细胞重吸收，而由尿中排出，如有急性肾功能衰竭不宜采用利尿方法。

（2）吸氧　一氧化碳中毒时，吸氧可使碳氧血红蛋白解离，加速一氧化碳排出。高压氧促使一氧化碳排出效果更好。时间过长，毒物与血浆蛋白结合，则不易排出。

（3）透析　包括腹膜透析、血液透析、血液灌流等方法，对镇静催眠药、抗生素、生物碱等中毒有效，特别对肾功能减退、血压低、呼吸抑制的病人更具有抢救指征。一般在中毒后 12 h 内进行效果较好。

（4）血液或血浆置换　将人体内含有毒素或毒物的血液或血浆分离出来弃掉，补充正常的血液或血浆。此法适用于血液透析、血液灌流无效或儿童病人无法施行上述方法者。

（5）血液灌流　血液流过装有活性炭或树脂的灌流柱，毒物被吸附后，血液再输回病人体内。适用于中毒严重、有合并症、血液中毒物浓度高者。应注意，在血液灌流中，血液的正常成分如血小板、葡萄糖、二价阳离子也可被吸附排出，因而需要检测和补充。

4. 特殊解毒剂的应用

大多数毒物无特效解毒剂，仅少数毒物能利用相应药物达到解毒作用，常用特异性解毒剂见表 3-4。

表 3–4　常用特异性解毒剂

解毒剂	毒物
去甲肾上腺素及拟肾上腺素类(α 受体激动剂)	酚妥拉明、妥拉苏林(α 受体阻断剂)
异丙肾上腺素(β 受体激动剂)	心得安(β 受体阻断剂)
阿托品(抗胆碱药)	毛果芸香碱、新斯的明、毒扁豆碱(拟胆碱药)
巴比妥及其他安定、催眠药(中枢抑制药)	美解眠、苦味毒等(中枢兴奋药)
镁盐(硫酸镁等)	钙盐(葡萄糖酸钙、氯化钙)
鱼精蛋白	肝素
维生素 K	双香豆素
新斯的明	箭毒
葡萄糖酸钙	链霉素(阻断神经肌肉接头)
美蓝	小剂量治疗高铁血红蛋白血症(亚硝酸盐、苯胺中毒),较大剂量治疗氰化物中毒
亚硝酸异戊酯和亚硝酸钠	氰化物
硫代硫酸钠	氰化物、砷、汞、铅、碘及溴
阿托品	有机磷农药、神经性毒气、锑剂中毒引起的心律失常、含毒蕈碱类食物中毒、氨基甲酸酯农药、拟胆碱药
解磷定、氯磷定、双复磷(胆碱酯酶复活巯基丙醇)	有机磷农药、神经性毒气、砷、汞、锑、铋、锰
巯基丁二钠	同二巯基丙醇,对砷、汞、解毒作用强
巯基丙磺酸钠	同二巯基丙醇,对铅也有效,对酒石酸锑钾的解毒能力比二巯基丙醇强 10 倍
依地酸二钠	洋地黄(络合钙离子)、高钙血症
促排灵(二乙撑三胺五醋酸)	铅、铁、锌、铬、钴
羟乙基乙烯二胺三乙酸	促进铜和铁排出
青霉胺	铜、汞、铅
巯基胺	四乙铅
去铁敏	铁
解氟灵(乙酰胺)	氟乙酰胺、氟乙酸钠
盐酸巯乙胺、水杨酸	金属、预防和治疗放射病
L–半胱氨酸、盐酸盐	放射性毒物、重金属、毒蕈引起的肝坏死
多价抗肉毒血清	肉毒中毒
强心苷抗体	洋地黄
氯丙嗪	安非他明

续表 3-4

解毒剂	毒物
半胱氨酸	河豚中毒
抗蛇毒血清(腹蛇毒等)、抗五步蛇毒血清	蛇毒

5. 对症治疗

很多急性中毒无特效解毒疗法,对症治疗很重要,目的在于保护重要器官,使其恢复功能,可帮助危重病人度过险关。如惊厥时应用抗惊厥药物苯巴比妥钠,有脑水肿时应用甘露醇行脱水疗法。

第二节 常见急性中毒的急救

一、有机磷杀虫药中毒

有机磷杀虫药属有机磷酸酯或硫代磷酸酯类化合物,多呈油状或结晶状,色泽由淡黄至棕色,有大蒜样臭味,稍有挥发性,是目前应用最广泛的农药,绝大多数为杀虫剂。急性有机磷中毒多因误服、自服或进食污染食物所致。

(一)病因与发病机制

1. 病因

(1)生产性中毒　再生产过程中引起中毒的主要原因之在杀虫剂精制、出料和包装过程中,手套破损或衣服和口罩污染;也可因生产设备陈旧密封不严,出现化学毒物的跑、冒、滴、漏,或在农药调配过程中用手直接搅拌药液,夏日在身体裸露较多的情况下进行喷洒等,使杀虫药经皮肤和呼吸道吸收所致。

(2)生活性中毒　主要由于自服、误服或摄入被污染的水源和食物、水果等;也有因误用有机磷杀虫药治疗皮肤病或驱虫、杀灭蚊蝇而发生中毒。

2. 发病机制

有机磷杀虫药的中毒机制主要是抑制体内胆碱酯酶的活性。乙酰胆碱过量蓄积,产生胆碱能神经功能紊乱,先出现兴奋,最后转为抑制和衰竭,产生中毒症状。

(二)临床诊断

1. 病史

有明确接触史、误服史或吸毒史,有蒜臭味。

2. 临床表现

急性有机磷中毒发病的时间与毒物种类、剂量和侵入途径密切相关。经皮肤吸收中毒,一般在 2～6 h 后发病,大量口服中毒在 5～10 min 内出现症状。急性中毒可分为三级。①轻度中度:头晕、头痛、恶心、呕吐、多汗、胸闷、视力模糊、无力、瞳孔缩小。②中度中毒:除上述症状外,还有肌纤维颤动、瞳孔明显缩小、轻度呼吸困难、流涎、腹痛、腹泻、步态蹒跚、意识清楚或模糊。③重度中毒:除上述症状外,并出现昏迷、脑水肿、呼吸麻痹、肺水肿、大小便失禁。

(1)毒蕈碱样症状　出现最早,主要表现为平滑肌痉挛和腺体分泌增加。如恶心、呕吐、腹痛、腹泻、多汗、流涎、流泪、瞳孔缩小、心率减慢、支气管痉挛、呼吸困难、肺水肿、大小便失禁等。

(2)烟碱样症状　胸部压迫感、肌束颤动、牙关紧闭、抽搐、全身紧束压迫感,而后发生肌力减退和瘫痪,呼吸肌麻痹引起周围性呼吸衰竭。

(3)中枢神经系统症状　主要表现为头痛、头晕、乏力、共济失调、烦躁不安、意识模糊、谵妄、抽搐、昏迷等。

(4)局部症状　敌敌畏、敌百虫、对硫磷、内吸磷接触皮肤后可引起过敏性皮炎,并可出现水疱和剥脱性皮炎。有机磷杀虫药滴入眼可引起结膜充血和瞳孔缩小。

(5)其他症状　重度有机磷农药中毒者在治疗恢复 1～3 周后,还会有迟发性神经病的可能,初为感觉神经受累,后累及运动神经。还有的中毒者在病情控制后 2～4 d 出现肌无力,可累及肢体近端肌群、颈屈肌、呼吸肌、颅神经等,发生麻痹、瘫痪的称为中间综合征。

3. 实验室检查

①全血胆碱酯酶(CHE)活力测定,是诊断中毒程度的重要指标。②尿中有机磷代谢产物测定。③血、胃内容物、大便中有机磷检测。

(三)紧急处理

1. 迅速清除毒物

立即脱离现场,脱去污染衣服,用肥皂水清洗污染的皮肤、毛发和指甲。

2. 催吐、洗胃和导泻

口服中毒者用清水、2% 碳酸氢钠溶液(敌百虫中毒忌用)或 1∶5 000 高锰酸钾溶液

(对硫磷中毒忌用)反复洗胃,直到洗清为止,然后再用50%硫酸镁导泻;眼部污染可用2%碳酸氢钠溶液或生理盐水冲洗。

3. 尽早给予解毒剂

(1)抗胆碱药　阿托品对缓解毒蕈碱样症状、对抗呼吸中枢抑制有效,对烟碱样症状和恢复胆碱酯酶活力无作用。阿托品剂量可根据病情每 10 ~ 30 min 或 1 ~ 2 h 给药一次,直到达阿托品化为止。阿托品化的临床表现:瞳孔较前散大、颜面潮红、口干及皮肤干燥、心率增快、肺内湿啰音消失。此时即应减少阿托品剂量或停用。

(2)胆碱酯酶复能剂　常用解磷定、氯解磷定。胆碱酯酶复能剂对解除烟碱样作用明显。解磷定和氯解磷定对内吸磷、对硫磷、甲胺磷等中毒疗效好,对敌百虫、敌敌畏等中毒疗效差,对乐果和马拉硫磷中毒疗效可疑。胆碱酯酶复能剂对已老化的胆碱酯酶无复活作用。有机磷农药和血胆碱酯酶结合,在 72 h 内即可形成不能复活的“老化酶”,故胆碱酯酶复能剂应早期应用,持续时间一般不超过 72 h。

以上两种药物联合应用,是有机磷中毒最理想的治疗方法。轻度中毒可单独应用胆碱酯酶复能剂。两种药物合用时,阿托品剂量应减少。

(3)解磷注射液　是一种复方制剂,它既对毒蕈碱样、烟碱样和中枢神经系统症状有较好的对抗作用,又对失活的胆碱酯酶有较强的复活作用。起效快,作用时间持久。一般采用肌肉注射或静脉注射。用法与用量:轻度中毒,首次剂量为 1 ~ 2 mL;中度中毒,首次剂量 2 ~ 4 mL,必要时可重复应用 2 mL;重度中毒,首次剂量为 4 ~ 6 mL,必要时可重复用药 2 ~ 4 mL。

4. 对症治疗

有机磷杀虫药中毒主要死因为呼吸衰竭,对症治疗以维持正常呼吸功能为重点,如保持呼吸道通畅、吸氧、应用人工呼吸器等,肺水肿者应用阿托品,脑水肿应用脱水剂等。

二、急性一氧化碳中毒

一氧化碳(CO)及煤气为无色、无味、无刺激的气体,是工业生产和日常生活中最常用的燃料。含碳物质燃烧不完全可产生 CO,如忽视煤气管道的密闭和环境的通风等预防措施,吸入过量的 CO 后可发生急性中毒。

(一)病因与发病机制

1. 病因

当空气中 CO 浓度达 12.5% 时,有爆炸的危险。人体吸入气中 CO 含量超过 0.01% 时,即有急性中毒的危险。在工业生产中炼钢、炼焦、烧窑等,由于炉门关闭不严或管道泄漏及煤矿瓦斯爆炸等都有大量 CO 产生，不注意防护均可引起中毒。在日常生活中若室内门窗紧闭，火炉无烟囱或烟囱堵塞、漏气、倒风及在通风不良的浴室内使用燃气热水器沐浴都可发生中毒；失火现场空气中 CO 浓度可达 10%，也可发生中毒；利用煤气自杀或他杀等。

2. 发病机制

CO 中毒主要引起组织缺氧。CO 吸入人体后与血液红细胞中的血红蛋白（Hb）结合，形成稳定的碳氧血红蛋白（COHb）。CO 与 Hb 的亲和力比氧与 Hb 的亲和力大 200～300 倍，而 COHb 的解离比氧和血红蛋白解离慢 3 000 倍。此特性严重影响红细胞的血红蛋白结合氧并随血液循环起到输送氧的作用，使机体、组织、器官发生急性缺氧。此外，高浓度的 CO 还可与细胞色素氧化酶的铁结合，使组织细胞的呼吸过程受到抑制，也影响了组织细胞对氧的利用。如此严重的缺氧，导致各组织器官功能障碍，尤其是中枢神经系统更为敏感。

（二）临床诊断

1. 病史

了解中毒时所处的环境、停留时间及突发昏迷的情景。

2. 临床表现

急性中毒的表现随着中毒的程度而有所不同。按中毒程度可分为三级。

（1）轻度中毒　血液中的 COHb 含量在 10%～30%，病人可有头痛、头晕、耳鸣、眼花、乏力、恶心、呕吐、心悸甚至短暂性晕厥等。如能迅速离开现场，吸入新鲜空气，症状可较快消失。

（2）中度中毒　血液中的 COHb 含量在 30%～40%，除上述症状外，可出现皮肤黏膜呈樱桃红色、神志不清、烦躁、谵妄、昏迷，对疼痛刺激有反应，瞳孔对光反射、角膜反射可迟钝，腱反射减弱，呼吸、血压和脉搏可有改变。予以积极治疗可恢复且无明显并发症。

（3）重度中毒　血液中的 COHb 含量高于 50%，病人出现深昏迷，皮肤黏膜呈樱桃红色，面色苍白，四肢厥冷，全身大汗，瞳孔散大或缩小，各种反应迟钝，可迅速出现昏迷痉挛；严重者可出现呼吸循环衰竭，部分病例可并发筋膜间隙综合征，继发肌红蛋白尿和急性肾功能衰竭，3%～30% 严重中毒病人在抢救苏醒后 2～60 d 可出现迟发性脑病的症状，表现为痴呆木僵、帕金森病、偏瘫、癫痫、感觉运动或周围神经病。

3. 实验室检查

（1）血液 COHb 测定　采用加减法和分光镜检查法可有阳性反应。

（2）脑电图检查　可见低幅慢波，与缺氧时脑病进展相平行。

(3)头部 CT 检查　脑水肿时可见病理性密度减低区。

(三)紧急处理

1. 现场急救

立即脱离中毒现场,移至空气新鲜处,保持呼吸道通畅。

2. 氧疗

是治疗 CO 中毒最有效的治疗,轻度中毒病人可予鼻导管吸入高浓度的氧,中重度中毒病人应尽快行高压氧治疗。如有呼吸、心搏骤停,应立即行心肺复苏术。如无高压氧设备,可选用自体血体外辐射充氧治疗,此法简单易行,疗效好,可直接改善组织缺氧。

3. 防治脑水肿

严重中毒后,脑水肿可在 24 ~ 48 h 达到高峰。可采用 20% 甘露醇 125 ~ 250 mL 或呋塞米 20 ~ 40 mg,8 ~ 12 h 一次快速静脉滴注,并加用肾上腺皮质激素如甲泼尼龙、氢化可的松或地塞米松等,控制脑水肿,改善脑血液循环。一般使用 3 ~ 5 d。如因脑水肿、缺氧导致抽搐,可用地西泮等镇静剂。

4. 促进脑细胞代谢

早期给辅酶 A、三磷酸腺苷(ATP)、细胞色素 C 及胞磷胆碱加入液体中静脉滴注,同时给予大量维生素 C 和 B 族维生素等药物。

三、急性巴比妥类药物中毒

误服过量或自杀吞服过多巴比妥类药物可引起急性中毒。巴比妥类药物根据复活维持睡眠时间分为长效类、中效类和短效类。一般口服 2 ~ 5 倍催眠剂量巴比妥类即发生轻度中毒,一次用药为催眠剂量 5 ~ 9 倍可引起中等程度的中毒,15 ~ 20 倍引起重度中毒,有生命危险。

(一)中毒机制

本类药物能抑制丙酮酸氧化酶系统,从而抑制神经细胞的兴奋性,阻断脑干网状结构上激活系统的传导功能,使整个大脑皮层发生弥漫性抑制,出现催眠和较弱的镇静作用,稍大剂量影响条件反射、非条件反射和共济失调等。大剂量可直接抑制脑延髓呼吸中枢,导致呼吸衰竭,抑制血管运动中枢,使周围血管扩张,发生休克。血液、呕吐物及尿液巴比妥类测定,有助于确诊。

(二)临床诊断

1. 病史

有应用镇静催眠药史，了解药名、剂量及服用时间，是否经常服用该药、服药前后是否有饮酒史。病前有无情绪波动。

2. 临床表现

(1)轻度中毒　病人可出现嗜睡、注意力不集中、反应迟钝、动作不协调、语言不清、视力模糊、皮肤湿冷有汗、脉率快、判断力和定向力障碍。

(2)中度中毒　沉睡或进入昏迷状态，强刺激虽能唤醒，但并非全醒，呼吸略慢，眼球有震颤。

(3)重度中毒　病人可出现深度昏迷、呼吸浅而慢，重者出现呼吸抑制，可合并全身肺水肿、吸入性肺炎、休克，昏迷早期有四肢强直、腱反射亢进，后期全身肌张力松弛，各种反射消失，瞳孔散大。

3. 实验室检查

取病人的胃内容物、血、尿样送检做镇静催眠药定性或定量检查。发生毒作用时血药浓度：中短效为 30 mg/L，长效为 80 mg/L。

(三)紧急处理

1. 催吐、洗胃或导泻

清醒病人应首先用催吐法清除胃内容物，昏迷病人应进行胃管洗胃。洗胃宜用 1∶5 000高锰酸钾溶液或温水。导泻不宜用硫酸镁，因为硫酸镁可加重中枢抑制。

2. 保持呼吸道通畅、吸氧

呼吸衰竭者应用呼吸兴奋剂，必要时作气管插管，进行人工呼吸。

3. 静脉输液

保障供给病人能量、维生素及水电质解平衡，稀释血液中的毒物浓度，促使排泄，也可给予利尿药，加强尿路排泄毒物。

4. 应用中枢神经兴奋剂

(1)纳洛酮　为首选药物，具有兴奋呼吸、催醒、解除呼吸抑制的作用，剂量 0.8 ~ 2.0 mg静脉注射，必要时 2 小时后重复给药直至清醒。

(2)贝美格(美解眠)　50 ~ 150 mg 加于 5% ~ 10% 葡萄糖注射液 100 ~ 200 mL 静脉滴注，3 ~ 4 mL/min 滴速，亦可每隔 3 ~ 5 min 给 50 mg 静脉注射，至呼吸、肌张力或反射恢复正常时减量。

5. 促进已吸收的毒物排出

重症病人应早期做透析或血液灌流。

6. 对症治疗

肝功能损害出现黄疸者,则可应用肾上腺皮质激素及各种护肝药物。昏迷、抽搐时可用脱水剂和利尿药,以减轻脑水肿,为预防继发性感染可应用抗生素。

四、强酸、强碱类中毒

(一)强酸类中毒

强酸类中毒主要指浓硫酸、浓硝酸、浓盐酸三种无机酸的中毒。中毒主要是由于经口误服、误伤、他伤、呼吸道吸入大量酸雾、皮肤接触而致腐蚀性灼伤引起的。

1. 中毒机制

强酸能使蛋白质与角质溶解或凝固,呈界限明显的组织灼伤。局部病变据酸的性质、浓度、接触时间,胃内有无食物及食物的种类而定。口服者,在口腔、食管、胃黏膜出现腐蚀病变,受损组织收缩、变脆,常引起内脏穿孔。毒物呈气体或酸雾时,产生呼吸道黏膜损害,其程度视气体的可溶性而定。高浓度强酸对皮肤有较大破坏力,能深入皮下组织引起坏死。浓硫酸有吸水的特性,与有机物接触,使其成烧焦状。浓硫酸含三氧化硫,在空气中冒烟,吸入后刺激上呼吸道。最小口服致死量为 4 mL。浓硝酸与空气接触后,释出有刺激性的二氧化氮。吸入肺内与水接触而产生硝酸易致肺水肿,最小口服致死量为 8 mL。浓盐酸可呈氯化氢气态,接触后引起皮肤、口腔、鼻黏膜溃疡,气管及支气管炎,眼睑痉挛和角膜溃疡。口腔黏膜接触不同酸类腐蚀剂,可产生不同颜色的痂:吞服硫酸,痂呈黑色;吞服硝酸,痂呈黄色;盐酸可造成灰棕色痂;冰醋酸或草酸可造成白色痂。

2. 临床诊断

(1)病史　有接触史或误服史。

(2)中毒症状

1) 皮肤症状:接触强酸类毒物后即发生灼伤、腐蚀、坏死和溃疡形成。不同的酸引起的损害不一。例如,硫酸所引起的皮肤溃疡界限清楚,周围微红,溃疡较深,溃疡面上覆以灰白色或棕黑色痂皮,局部疼痛难忍。接触 50% ~60% 硝酸后局部呈黄褐色,并有结痂,经 1 ~2 周后脱落;如接触 98% 硝酸,皮肤呈Ⅲ度灼伤,局部褐色,且结痂的皮肤界限清楚,周围红肿起疱,痂皮脱落后形成溃疡。盐酸接触皮肤后易出现红斑和水疱。

2)消化道症状:口服强酸类毒物后,病人口、咽、喉头、食管、胃均有剧烈灼痛,口腔黏膜糜烂，局部形成不同色泽痂皮。呕吐物中含有血液和黏膜碎片。食管和胃黏膜呈腐蚀性炎症，组织收缩变脆，可在 1 ~ 2 日内发生穿孔。病程后期，病人可发生食管、幽门和肠管狭窄性梗阻。

3）呼吸道症状：强酸烟雾吸入后，病人立即发生呛咳、胸闷、呼吸加快。鼻腔和咽喉黏膜严重充血、水肿，有浆液性分泌。如短时间内吸入高浓度烟雾，可引起肺水肿和喉头痉挛，可迅速因呼吸困难和窒息而死亡。

4）眼部症状：接触强酸类烟雾或蒸气后，可发生眼睑浮肿、结膜炎症和水肿、角膜混浊甚至穿孔，严重时可发生全眼炎症以致失明。

3. 紧急处理

（1）皮肤处理　皮肤灼伤后，立即用大量流动水冲洗，至少 10 min。然后局部给予 2% ~ 5% 碳酸氢钠或 1% 氨水或肥皂水以中和酸，然后再用水冲洗。

（2）眼部处理　眼受到损害，应立即用大量清水或等渗氯化钠液彻底冲洗 15 min，然后给予可的松及抗生素眼药水交替滴眼，疼痛明显时可滴 1% 丁卡因溶液。

（3）消化道处理　尽快给病人口服弱碱溶液，如镁乳（氢氧化镁合剂）60 mL、氢氧化铝凝胶 60 mL 或石灰水（0.17% 氢氧化钙）200 mL；口服生鸡蛋调水或牛乳约 200 mL 后，再服用植物油 100 ~ 200 mL，作为润滑剂。禁忌：催吐；胃管洗胃；口服碳酸氢钠，以免造成消化道穿孔或胀气。

（4）立刻静脉补液　每日输液总量为 1 500 ~ 2 500 mL 葡萄糖生理盐水；0.16 mol/L 乳酸钠 500 mL 静脉滴注，以拮抗酸中毒；发生休克时则输血或低分子右旋糖酐 500 ~ 1 000 mL 静脉滴注；如铬酸中毒时，应用 5% 硫代硫酸钠每次 10 ~ 20 mL，每日 1 ~ 2 次缓慢静脉注射；如属氢氟酸或草酸中毒时，应用 10% 葡萄糖酸钙 10 mL 缓慢静脉注射。

（5）预防消化道瘢痕形成　应及早应用肾上腺素皮质激素：口服泼尼松每次 5 ~ 10 mg，每日 3 次，共两周。

（6）并发症处理　最常见的并发症为食管狭窄，早期服用硫糖铝有助于预防狭窄。狭窄治疗传统方法是早期进行食管扩张，对扩张效果不佳者可行重建术。

（二）强碱类中毒

强碱包括腐蚀性最强的氢氧化钠、氢氧化钾、氧化钠、氧化钾与腐蚀性较弱的碳酸钠和碳酸钾、氢氧化钙、氧化钙等。

1. 中毒机制

强碱类化学物与组织接触后，迅速吸收组织内水分，并与组织蛋白结合成冻胶样的碱性蛋白盐，与脂肪酸结合成肥皂，造成严重的组织坏死，此种坏死组织易于溶化而遗留较深的溃疡。口服强碱后，食管或胃可发生穿孔或导致消化道狭窄的后遗症。口腔黏膜有明显的水肿，呈红色或棕色，并有溃疡。

2. 临床诊断

（1）病史　有强碱类毒物接触史或误服史。

（2）中毒症状

1）皮肤黏膜灼伤：皮肤黏膜发生充血、水肿、糜烂。局部开始为白色，后变为红色或棕色。并形成溃疡，严重碱灼伤可引起体液丢失而发生休克。

2）眼部烧伤：接触强碱毒物后，可发生严重角膜炎和角膜溃疡。

3）消化道烧伤：口服强碱毒物后，可发生口腔、咽喉、食管和胃的严重灼伤，常有剧烈灼痛、腹绞痛。反复呕吐，呕吐物中有血性液体，严重者可发生食管、胃穿孔，强碱经消化道吸收后可引起碱中毒和肝肾损害，严重者发生急性肾功能衰竭。

4）呼吸道烧伤：氢氧化铵可释放出氨。吸入氨后可引起呼吸道刺激症状，可咳出大量痰和坏死组织，并可发生肺水肿。少数病例可因反射性声门痉挛而呼吸骤停。

5）全身症状：碱中毒时，因血中游离钙浓度降低，低钙导致手足抽搐。重症发生休克和昏迷，后期因继发感染，引起胃肠道出血及肾功能衰竭而危及生命。

3. 紧急处理

（1）皮肤处理　皮肤烧灼伤时，要争取在现场立即用大量流动清水冲洗；然后用弱酸（1%醋酸或醋）中和。中和剂切勿在冲洗前使用，否则易产生中和热，加重灼伤，对Ⅱ度以上灼伤可用2%醋酸湿敷。

（2）眼部处理　眼部强碱损伤时，立即用流动清水冲洗10 min以上，然后用0.5%～1%硼酸溶液滴眼。

（3）消化道处理　尽快给病人口服弱酸，如3%～5%醋酸或醋，5%稀盐酸也可以。在碳酸盐中毒时忌用醋和醋酸，以免胃肠充气，发生穿孔。继之再服少量鸡蛋或牛奶200 mL，随后再服植物油或橄榄油100～200 mL。禁忌：催吐；胃管洗胃；碳酸盐中毒不能用醋或醋酸，以免发生穿孔。

（4）立即静脉补液　每日应输总量1 500～2 500 mL的葡萄糖生理盐水，如碱中毒较严重时，可适当增加生理盐水的量；如有低血压或休克时，也可用低分子右旋糖酐500～1 000 mL静脉滴注（应计在输液总量之内）。

第三节　中暑、淹溺与触电的急救

一、中暑

中暑是指人体处于高温环境或受强烈暴晒下，体温调节中枢发生障碍，突然发生高热、皮肤干燥、无汗及意识丧失或惊厥等为临床表现的一种急性疾病。临床上依据症状轻、重分为先兆中暑、轻度中暑及重度中暑（中暑高热、日射病、中暑痉挛、中暑衰竭）几种类型。

（一）病因与发病机制

1. 病因

正常情况下，机体产热和散热处于动态平衡。在高温（一般指室温 35 ℃）或强辐射热环境下从事长时间的劳动，如无足够的防暑降温措施，可发生中暑。有时候气温不高，但在温度极高和通风不良的环境下从事重体力劳动，即可发生中暑。在同样气温条件下，湿热比干热更容易引起中暑，且与个体因素有关。年老、体弱、肥胖、脱水、睡眠不足、糖尿病、甲状腺功能亢进、水土不服、用阿托品及抗胆碱能药物影响汗腺分泌等情况，均可成为夏季发生中暑的原因。

2. 发病机制

正常人的腋下体温恒定在 37 ℃左右，通过下丘脑体温调节中枢的作用，使产热和散热平衡。高温环境下，由于繁重体力劳动，一方面劳动使机体产热明显增加。另一方面，由于环境温度过高，机体不能通过传导、对流或辐射方式散热，使机体产热蓄积，从而造成体温调节中枢功能障碍，体温升高。当体温调节系统衰竭时表现为体温突然迅速升高，15 min 内可至 41～42 ℃。由于出汗是高温作业的主要散热途径，大量的出汗也可致水、电解质紊乱。散热需要使皮肤血管扩张，血液重新分配，心输出量增多，心脏负荷加重，最终心脏功能降低。在高热和热的强辐射下，体温调节中枢兴奋性增加，导致中枢运动区抑制，在高温时特别在阳光暴晒下直接照射，使脑膜及脑组织充血、水肿，导致头痛、眩晕、恶心、呕吐等。

由于大量出汗和血液浓缩，使肾血流量减少，尿液浓缩，若不及时补充血容量，则可出现肾功能不全，以及蛋白尿、尿沉渣有红细胞及管型；同时使胃液分泌减少，酸度降低，此时大量饮水又造成胃液稀释。

(二)临床诊断

1. 病史

询问有否在高热环境下突然发生高热、皮肤干燥无汗伴有中枢神经症状的表现。这是主要诊断依据。

2. 临床表现

(1)先兆中暑　在高温环境下劳动工作数小时后,出现过量出汗、口渴、头晕、眼花、耳鸣、四肢无力、胸闷、心悸、恶心、注意力不集中、体温正常或略升高,不超过 38 ℃。如及时脱离高温环境,短时间休息后,症状可很快消除。

(2)轻度中暑　除具有先兆中暑症状外,同时兼有以下情况之一,可诊断为轻度中暑:①面色潮红、胸闷、心率加快、皮肤灼热;②体温在 38 ℃以上;③有早期周围循环衰竭的表现,如恶心、呕吐、面色苍白、四肢皮肤湿冷、多汗、脉搏细速、血压下降等。如进行及时有效的处理,3 ~4 h 可恢复正常。

(3)重度中暑　除具有轻度中暑症状外,同时伴有高热、痉挛、昏厥、昏迷,重症中暑又可分为以下 4 种类型。

1)中暑高热:多见于老年人。常发生在持续高温数天后,早期表现为大量出冷汗、高热,体温可超过 41 ℃。继而皮肤干燥无汗,呼吸浅快,脉搏细速达 140 次/min,血压正常或降低,烦躁不安,神志模糊、谵妄,逐渐转入昏迷伴有抽搐。严重者可发生肺水肿、心功能不全、弥散性血管内凝血、肝肾功能损害等严重并发症。

2)热痉挛:多见于健康青壮年人,在强体力劳动大量出汗后,饮水量大又未补充钠盐,体液被稀释,使血液中钠和氯化物浓度降低而引起短暂、间歇的肌肉痉挛。病人可出现四肢无力、肌肉痛性痉挛、疼痛,以腓肠肌多见,也可因腹直肌、肠道平滑肌痉挛引起急腹痛。阵发性痛性痉挛不超过数分钟,多能自行缓解。

3)热衰竭:此型最常见,多见于老年人或未能适应高温者。病人体内无过度热蓄积。主要因出汗过多,导致失水、失钠,血液浓缩,饮水中又无盐,而形成低渗性脱水。继而出现皮肤血管扩张,血管舒缩功能失调,导致周围循环衰竭。病人出现头痛、头晕、恶心、呕吐,继而胸闷、面色苍白、皮肤湿冷、脉搏细速、体位性昏厥、血压下降、手足抽搐和昏迷。

4)日射病:在烈日下劳动时间过长,又没有防护措施者易发生。由于暴晒,脑组织温度可达 40 ~42 ℃,但体温不一定增高。病人出现剧烈头痛、头晕、眼花、耳鸣、呕吐、烦躁不安,严重者可发生惊厥和昏迷。

3. 实验室检查

外周血白细胞总数增高,以中性粒细胞增高为主,应与是否合并感染相鉴别。尿常规可有不同程度的蛋白尿、血尿、管型尿改变。血尿素氮、血肌酐可升高。血清电解质检查可有高钾、低氯、低钠血症。

4. 鉴别诊断

高热型中暑须与脑血管意外、脑型疟疾、中毒性痢疾、流行性乙型脑炎等疾病鉴别。

(1)脑血管意外　常发生在中年后,病前多有高血压、动脉硬化病史。急性起病,以偏瘫、昏迷为常见症状,一般先出现昏迷后发生高热,肢体定位体征明显,CT 检查有改变。

(2)脑型疟疾　起病有剧烈头痛、寒战、高热、呕吐、嗜睡、精神错乱、谵妄、惊厥、昏迷、颈项强直,后期可出现脑水肿、呼吸衰竭。血中查见疟原虫。

(3)中毒性痢疾　起病急骤,突然高热,有或无腹泻,反复惊厥,精神萎靡、嗜睡,迅速发生呼吸衰竭及休克或昏迷。大便常规及细菌培养可确诊。

(4)流行性乙型脑炎　多发生于秋季,起病急骤,高热、头痛、呕吐,可有不同程度意识障碍。脑脊液内白细胞增加,CT 改变。

(三)紧急处理

救护原则为迅速使病人脱离高热环境。立即采取降低病人体温的措施和保护重要器官功能。

1. 现场救护

(1)妥善安置病人　迅速将病人搬离高热环境;安置到通风良好的阴凉处,有条件者保持在 20 ~25 ℃的空调抢救室内;解开或脱去外衣;取平卧位。

(2)降温　反复应用冷水擦面部、四肢或全身的物理降温措施,并密切观察体温变化,直至体温降至 38 ℃以下。体温持续在 38.5 ℃以上者可给予口服解热药,如有头痛、恶心、呕吐者,可适当给予口服镇静剂。

(3)补液　给予缓慢饮入含盐的冰水或清凉饮料。

一般先兆中暑和轻度中暑的病人经现场救护后均可恢复正常,但对疑为重度中暑者,应立即转送医院。

2. 医院救治

(1)物理降温

1)环境降温:迅速将病人安置在室温调节在 20 ~25 ℃之间的空调室内,无条件可使用电风扇吹风。

2)体表降温:①在头、颈、腋窝、腹股沟等大血管走行处放置冰袋。②冰水乙醇敷擦,用加入少量乙醇(5% ~10%)的冰水或冷水擦拭全身皮肤。冰(冷)水擦拭顺序敷浴过程中，注意观察病人反应，经治疗后体温下降和四肢末梢转暖、发绀减轻或消失，则提示治疗有效。

3）体内降温：对于重度中暑者实施。①10%葡萄糖生理盐水1 000 mL在4 ℃下保留灌肠进行降温。②5%葡萄糖注射液1 000 mL在4～10 ℃温度下经股静脉输入体内进行降温。③10%葡萄糖注射液100 mL在4～10 ℃温度下注入胃内进行降温。

（2）药物降温　必须与物理降温同步进行，可防止肌肉震颤，减少机体分解代谢，从而减少机体产热，扩张周围血管，以利散热。① 地塞米松10～20 mg静脉注射，根据病情半小时后可重复应用一次，该药物降温作用快，还可起到维持血压和防止休克的作用。②氯丙嗪25～50 mg加入5%葡萄糖生理盐水中500 mL静脉滴注，2 h内滴完。该药可使血压下降，应用时需随时监测脉搏、血压情况。③山莨菪碱10～20 mg加入5%葡萄糖生理盐水500 mL静脉滴注，可改善微循环，有散热作用，还可防止DIC。

（3）对症处理

1）防治脑水肿，防止抽搐：使用大量肾上腺皮质激素和脱水剂防治脑水肿。

2）纠正水电解质紊乱，维持心血管功能：中暑伴有循环衰竭时，应注意纠正酸中毒和补充血容量。

3）防治急性肾功能衰竭：对于急性肾衰者应及时进行血液透析。

二、淹溺

淹溺是指人淹没于水中，因水进入呼吸系统而引起缺氧、窒息、血流动力学及血液生化改变的危机状态。淹溺又称溺水，淹溺引起的死亡称为溺死。

（一）病因与发病机制

1. 病因

（1）落水后由于缺乏游泳能力或由于某种原因丧失游泳能力可造成淹溺。如游泳时间过长、力气耗竭或受冷水刺激发生肢体抽搐或肢体被植物缠绕等造成浮力下降而淹没于水中。

（2）在浅水区跳水，头撞硬物，发生颅脑外伤而致淹溺、潜水意外而造成淹溺。

（3）患有心脏、脑血管、癫痫或其他不能胜任游泳的疾病或游泳时疾病急性发作而导致淹溺。

（4）入水前过量饮酒或使用过量的镇静药物。

（5）潜水意外。

2. 发病机制

淹溺通常分为海水淹溺和淡水淹溺两种类型。在发病机制方面，两者既有共性，又有各自的特点。共同的基本病理改变是急性窒息所致的缺氧、二氧化碳积聚和酸中毒。

(1)海水淹溺　海水内含有3.5%氯化钠和大量钙盐、镁盐，为高渗性液体，吸入肺泡后，其高渗压使血管内的液体或血浆大量进入肺泡内，可引起急性肺水肿，最后导致心力衰竭而死亡。由于体液从血管内进入肺泡，可出现血液浓缩、血容量降低、低蛋白血症、高钠血症。海水中的钙盐和镁盐可引起高钙血症和高镁血症。高镁血症可使心跳缓慢、心律失常、传导阻滞，甚至心跳停止。高镁血症可抑制中枢和周围神经，扩张血管和降低血压。

(2)淡水淹溺　淡水是指江、河、湖泊之水，为低渗透性液体。当淡水大量进入人体后，低渗性液体经肺组织渗透，迅速渗入肺毛细血管而进入血液循环，血容量剧增可引起肺水肿和心力衰竭。低渗性液体使红细胞肿胀、破裂，发生溶血，随红细胞破裂大量钾离子和血红蛋白释出进入血浆，造成高钾血症和血红蛋白血症。过量的血红蛋白堵塞肾小管，引起急性肾功能衰竭。高钾血症可使心搏骤停。淡水进入血液循环稀释血液还可出现低钠血症、低氯血症和低蛋白血症。海水淹溺与淡水淹溺的病理特点见表3-5。

表3-5　海水淹溺与淡水淹溺的病理特点比较

项目	海水淹溺	淡水淹溺
血液总量	减少	增加
血液性状	浓缩显著	稀释显著
红细胞损害	很少	大量
血浆电解质变化	钠、钙、镁、氯离子增加	钾离子增加，钠、钙、氯离子减少
心室颤动	极少发生	常见
主要致死原因	急性肺水肿、急性脑水肿、心力衰竭	急性肺水肿、急性脑水肿、心力衰竭、心室颤动

(二)病情评估

1. 淹溺史

向淹溺者的陪护人员详细询问淹溺发生的时间、地点、水源性质，以利急救。

2. 临床表现

临床表现主要取决于淹溺时间长短和吸入液体的多少。一般表现为面部发绀肿胀、眼结膜充血、四肢厥冷、寒战等。其他各系统可有如下表现。

(1)神经系统　烦躁不安、昏迷、抽搐,恢复期可有多梦、失眠及记忆力减退或消失,可有语言或视力障碍等。

(2)循环系统　脉细数或不能触及,心律不齐、心音低钝,血压不稳定,心力衰竭,危重者出现房颤甚至心室停搏。

(3)呼吸系统　呼吸浅快或不规则,剧烈咳嗽、胸痛,淡水淹溺者多见咯粉红色泡沫痰,呼吸困难、发绀,两肺湿啰音、叩诊浊音。

(4)消化系统　上腹饱胀,胃内充满水。呈胃扩张状态。海水淹溺者口渴明显。

(5)泌尿系统　尿液混浊呈橘红色;可出现少尿或无尿。严重者肾功能不全。

(6)运动系统　少数病人合并骨折或颈椎脱位的外伤。

3. 实验室检查

外周血白细胞总数和中性粒细胞增多,红细胞和血红蛋白因血液浓缩或稀释情况不同而变化不同。海水淹溺者血钠、血氯增高,血钾变化不明显,血中尿素增高。淡水淹溺者血钾增高,血钠、血氯下降。X 射线检查肺部呈绒毛结节状密度增高阴影,以内侧带和肺底为多。通常于 12 h～6 d 内恢复正常。如果胸片异常加重或肺内阴影持续存在 10 d 以上,则提示吸水后继发细菌性肺炎。

4. 诊断要点

有确切的淹溺史,和(或)伴有下列症状,如面部肿胀发绀、四肢厥冷、呼吸和心跳微弱或停止;口、鼻充满泡沫或污泥,腹部膨胀,胃内充满水而呈胃扩张,即可诊断为淹溺。

(三)紧急处理

救护原则为迅速将病人救离出水,立即畅通气道,实施心肺复苏术。根据病情对症处理。

1. 现场救护

(1)恢复有效通气　迅速从水中救出病人,立即为其清除口腔、鼻腔内的水和泥沙等污物,并将其舌头拉出,确保呼吸道通畅。

(2)倒水处理　可选用下列方法迅速倒出淹溺者呼吸道、胃内积水。①膝顶法:急救者取半蹲位,一腿跪地,另一腿屈膝,将淹溺者腹部横置于救护者屈膝的大腿上,使头部下垂,并用手按压其背部,使呼吸道及消化道内的水倒出(图 3-1A)。②肩顶法:急救者抱住淹溺者的双腿,将其腹部放在急救者的肩部,使淹溺者头胸下垂,急救者快步奔跑,使积水倒出(图 3-1B)。③抱腹法:急救者从淹水者背后双手抱住其腰腹部,使淹溺者背部在上,头胸部下垂,摇晃淹溺者,以利水倒出(图 3-1C)。倒水处理时应注意,应尽量避免因倒水时间过长而延误心肺复苏等措施的进行；倒水时注意使淹溺者头胸部保持下垂位置，以利积水流出。

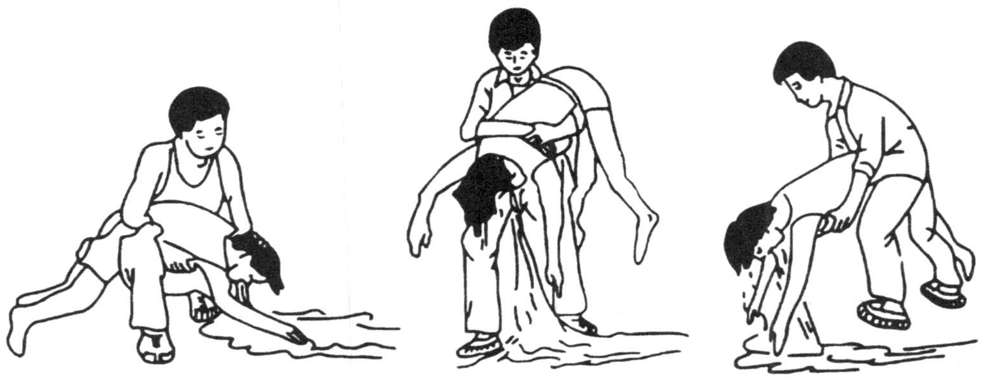

①膝顶法 ②肩顶法 ③抱腹法

图 2-1 淹溺倒水法

（3）心肺复苏 如病人心跳、呼吸停止，应迅速进行心肺复苏。

（4）转送救治 迅速转送至附近医院，注意在转送途中仍需继续监护与救治。

2. 医院内救护

（1）安置病人 迅速将病人安置于抢救室内，换下湿衣裤，擦干身体，盖被子保暖，并可进行向心性肢体按摩。

（2）保持呼吸道通畅，维持呼吸功能 对使用口对口人工呼吸无效者应行气管内插管进行正压给氧，以减低呼吸道阻力，有利于吸痰及清除呼吸道内存水和分泌物，确保呼吸道通畅。必要时给予气管切开，机械辅助呼吸。同时静脉注射呼吸兴奋剂，如山梗菜碱（洛贝林）、尼可刹米（可拉明）。

（3）维持循环功能 心搏恢复后，常伴有血压不稳定或低血压状态，应密切注意病人有无低血容量，控制好输液量和速度，宜作中心静脉压（CVP）监测，可将 CVP、动脉压和尿量三者结合起来分析以指导输液治疗。

（4）对症治疗

1）纠正血容量：海水淹溺者，静脉滴注 5% 葡萄糖注射液或输入血浆，注意不宜注射盐水；淡水淹溺者，静脉滴注 2% ~3% 氯化钠 500 mL 或输入全血或红细胞，淡水淹溺者如血液稀释严重应限制补水。

2）肺水肿处理：采取加压吸氧同时，用 40% ~50% 的乙醇置于氧气湿化瓶内。根据情况选用强心、利尿等药物以减轻肺水肿。如血容量不足,不易使用利尿剂。

3)防止脑水肿:使用大剂量皮质激素和脱水剂防治脑水肿。如有抽搐可用地西泮(安定)、苯巴比妥(鲁米那)、水合氯醛等镇静剂。

4)防治肺部感染:由于淹溺时泥沙、杂物、呕吐物等吸入气管,容易发生肺部感染,应给予抗生素预防或治疗。

5)及时应用保护肝、肾功能,促进脑功能恢复的药物。

6)注意其他并发症,如骨折等的及时处理。

三、触电

触电是指一定强度的电流通过人体时,造成的机体损伤或功能障碍,甚至死亡。

(一)概述

1.病因

触电常见的原因是人体直接接触电源,或在高压电和超高压电场中,电流或静电电荷经空气或其他介质电击人体。触电常由于供电线路安装不合格;电器设备损坏或不合规格;违反用电或检修电器操作规程;交通事故致电线杆倒地,电线折断漏电;日常生活中接触异常电源(晒衣铁丝接触电线损坏外皮、风筝线缠绕电线后用力牵拉电线折断)等原因而发生。

2.发病机制

电流对人体的伤害包括电流本身及电流转换为电能后的热和光效应两个方面的作用。电流击伤人对人的致命作用:一是引起心室颤动,导致心脏停搏,此常为低压触电死亡原因;二是对延髓呼吸中枢的损害,引起呼吸中枢抑制、麻痹,导致呼吸停止,此常为高压触电死亡原因。电流转换为热和光效应则多见于高压电流对人的损害,造成人体的电烧伤,轻者仅烧伤局部皮肤和浅层肌肉,重者则可烧伤肌肉深层,甚至骨髓。电流对机体的伤害和引起的病理改变极为复杂,但其主要的发病机制是组织缺氧。

3.触电方式

(1)单相触电　人体接触一根电线,电流通过人体,经皮肤与地面接触后由大地返回,形成电流环形通路。此种触电是日常生活、生命中最常见的电击方式。

(2)二相触电　人体不同的两处部位同时接触同一电路上的两根电线,电流从电位高的一根,经人体传导流向电位低的一根电线,形成环形通路而触电。

(3)间接接触触电　当一根电线断落在地上,由于电磁场效应,以此电线落地为中心,在 20 m 之内的地面上有许多同心圆,这些不同直径的圆上的电压各不相同,离电线落地点中心越近的圆电压越高,离中心越远的电压越低,这种电位差称为跨步电压。当人一走进此电场感应区,特别是在离电线落地点 10 m 以内区域时,前脚跨出着地,后脚尚未离地,此时两脚接触在相距约 0.8 m 的两个不同电位差的带电点上,即存在电位差,电流就会自前脚流入,经躯体再自后脚回流大地,形成环形通路,造成触电。这种触电,离电线落地点越近,电压越高,危险越大;跨步距离越大,电位差越大,危险也越大。

3. 影响触电损伤程度的因素

(1)电流种类　电流可分为交流电与直流电两种。交流电比直流电的危险性大。不同频率的交流电对人体的影响不同,日常交流电频率为每秒 50 Hz 是低频交流电,对人体危害最大,可造成致命的心室颤动;电频率增加到每秒 2 000 Hz 为高频交流电,其危害性反而减少,可作为物理治疗使用。

(2)电流强度　一般通过人体的电流强度越强,对人体组织的损害就越大。0.5 ~ 7.0 mA,可使接触部位麻木、刺痛、肌肉痉挛;20 ~ 25 mA 手不能摆脱电源出现呼吸困难;50 ~ 80 mA 可使触电者呼吸麻痹、心室颤动或心脏停搏;100 mA 以上的电流通过脑部,可造成意识丧失。

(3)电压高低　电压越高,触电后流经人体的电流量就越大,对人体的损害也越重。直流电压在 380 V 以下极少引起伤亡事故;而交流电在 65 V 以上即会造成触电危险。

(4)人体电阻　在相同电压下,电阻越大则通过人体的电流越小,组织受损轻;反之,电阻越小,则通过电流越大,组织损害越严重。身体各部位单独对电流的阻力由小到大排列顺序为:血管、神经、肌肉、皮肤、脂肪、肌腱、骨组织。因此,血管和神经的电阻最小,受电流损伤常最为严重。

(5)通电途径　触电时,电流通过人体的途径不同,对组织器官的损伤危险程度也不同。电流从上肢或头顶进入体内,经心脏由下肢流出,可引起心室颤动。如电流从一脚进入,通过腹部由另一脚流出,则危害性较小。凡电流流经心脏、脑干、脊髓,即可导致严重的后果。

(6)电流接触时间　电流对人体的损害程度与接触电流的时间成正比。电流通过人体时间越长,机体受损程度也越重。

(二)临床诊断

1. 触电史

对触电者必须注意向陪护人员询问触电时间、地点、电源情况,以利急救,注意检查触电受伤情况。

2. 临床表现

(1)局部症状　低压电引起的烧伤,烧伤面积小,直径一般为 0.5 ~ 2.0 cm,呈圆形或椭圆形，与健康皮肤分界清楚，边缘规则整齐，焦黄或灰白色，无痛的干燥创面，偶可见水疱。此类烧伤多见于电流的进出口处；高压电引起的电烧伤，面积大、伤口深，可达肌肉、血管、神经和骨髓，甚至使组织呈碳化状态。伤口多呈干性创面，由于电离子的强大穿透力，有时呈现体表无明显伤口，而机体深层组织烧伤极为严重。

（2）全身症状　全身症状的表现轻重与上述影响触电损伤程度的因素密切相关。

1）轻型：常由触电者在瞬间接触电压低、电流弱的电源而引起。表现为精神紧张、脸色苍白、表情呆滞、呼吸心跳增快。敏感的病人可发生晕厥、短暂意识丧失。一般很快可恢复，恢复后可有肌肉疼痛、疲乏、头痛、神经兴奋及心律失常。

2）重型：多发生于电压高、电阻小、电流强度大的情况下触电或触电后未能及时脱离电源，遭受电损害时间较长的病人。表现为神志清醒病人，有恐惧、惊慌、心悸和呼吸频率快；昏迷病人则出现肌肉抽搐、血压下降、呼吸由浅快转为不规则直至停止、心律失常，很快导致心脏停搏。

3. 实验室检查

早期可有肌酸磷酸激酶（CPK）、同工酶（CK－MB）、LDH、谷氨酸草酰乙酸转氨酶（GOT）的活性增高。尿中查见血红蛋白或肌红蛋白尿。

（三）紧急处理

救护原则为迅速将病人脱离电源，分秒必争，尽快进行有效抢救。

1. 现场救护

（1）脱离电源

1）关闭电掣：立即关闭电掣，并尽可能将保险盒打开，总电闸扳开，这是最简单、安全而有效的措施。同时，派人守护总电闸，防不知情者重新合上电闸，造成进一步伤害。

2）挑开电线：如为高处垂落电源线触电，电掣距离触电现场较远时，可用干燥竹竿或木棒等绝缘物，将触及触电者的电线挑开。并将挑开的电线处置妥当，以免再触及他人。

3）切断电线：如在野外或远离电掣以及存在电磁场效应的触电现场，抢救者不能接近触电者，不便将电线挑开时，可用绝缘钳子或干燥带木柄的刀、斧或锄头斩断电线，使电流中断，并妥善处理电线断端。

4）拉开触电者：如触电者俯卧在电线或漏电的电器上，上述方法不易使用时，可用干木棒将触电者推离触电处。或用干燥绝缘的绳索套在触电者身上，将其拉离电源。

在使触电者脱离电源的抢救过程中，还应注意：①避免给触电者造成其他伤害。如人在高处触电时，应采取适当的安全措施，防止脱离电源后，从高处坠下骨折或死亡。②抢救者必须注意自身安全，严格保持自己与触电者的绝缘，未断离电源前绝不能用手牵拉触电者；脚下垫放干燥的木块，厚塑料块等绝缘物品，使自己与大地绝缘。

(2)轻型触电　对轻型触电者，神志清楚，仅感心慌、乏力、四肢发麻，应给予就地观察及休息 1 ~2 h，以减轻心脏负荷，促进恢复。

(3)重型触电　对重型触电者在脱离电源后应根据病情立即进行心肺复苏等抢救。在进行以上抢救措施的同时尽快转运医院作进一步处理。

2. 医院内救护

(1)保持呼吸道通畅，维持有效呼吸　为使呼吸与心跳恢复，应尽早作气管插管，给予人工呼吸机正压通气。对正压通气病人应注意气道内分泌物的清除，以维持有效呼吸。同时，建立心电监护，进行有效的心肺复苏。

(2)维持有效循环　通过心脏复苏药物的应用，以恢复心脏自主节律，增强心肌收缩力，纠正心律失常，维持有效循环量。常用的有盐酸肾上腺素 1 ~5 mg 静脉注射或气管内滴注，仍无效可每 5 min 注射 1 次。触电后发生室颤者，应静脉给予利多卡因，首次用量 1 mg/kg，稀释后静脉缓慢注射，必要时 10 min 后再注射 0. 5 mg/kg，总量不超过 3 mg/kg。同时加大电能量除颤，有较好疗效。

(3)创面处理　局部电烧伤的处理与烧伤处理相同：在现场应保护好电烧伤创面，防止感染。在医院应用消毒无菌液冲洗后无菌敷料包扎。局部坏死组织如与周围健康组织分界清楚，应在伤后 3 ~6 d 及时切除焦痂。如皮肤缺损较大，可给予植皮治疗。必要时应用抗生素和预防破伤风的发生。

(4)防止并发症　纠正酸中毒，维持水电解质平衡，可给予5%碳酸氢钠静脉滴注；防治脑水肿可应用冰帽，在颈、腋下和腹股沟处放置冰袋，使肛温维持在 32 ℃，并静脉滴注 20% 甘露醇溶液、高渗葡萄糖及能量合剂，以改善脑细胞代谢。

理化因素所致疾病往往在特殊情况下发生，病因多数较为明确，且与环境有关，多数有特定的临床表现，病情危急，变化迅速，需要紧急处理。因此，要求对理化因素致病的剂量、浓度、温度，强度及其作用靶部位做出正确评估，迅速采取有效处理。其处理原则为：脱离接触有害环境和有害因素，维持病人生命，采取针对病因和发病机制的疗法，对症治疗。护士在抢救过程中起重要作用，必须熟悉各种理化因素对机体产生危害的机制和解救措施。

第四节　创伤的急救

创伤是指机械致伤因子作用于机体，导致组织器官的完整性被破坏，伴发或继发功能和精神障碍的损伤。按照皮肤完整与否分为开放性(不完整)和闭合性损伤(完整)。按照致病因素、受伤部位多少又可分为多发伤和复合伤。同一致病因子引起的两处或两处以上的部位或脏器的损伤,其中至少一处损伤危及生命,称为多发伤。两个或者两个以上的致病因子引起的损伤,称为复合伤。严重创伤可引起全身并发症,局部表现有伤区疼痛、肿胀、压痛;骨折脱位时有畸形及功能障碍。还可能导致致命性大出血、休克、窒息及意识障碍。

创伤急救原则是:先救后送;先重后轻;先急后缓;先近后远;连续监护;救治同步。对有呼吸困难或呼吸停止的,应紧急开放气道,保证呼吸道通畅及进行呼吸支持,对心搏骤停者进行连续心脏按压。

创伤院前急救的生命支持、止血、包扎、转运等在其他章节介绍,本节主要介绍多发伤、复合伤、特殊复合伤、挤压伤的急救。

一、多发伤急救

(一)临多发伤的定义

多发伤是指在同一机械致伤因素(直接、间接暴力,混合性暴力)作用下机体同时或相继遭受两种以上解剖部位或器官的较严重的损伤,至少一处损伤危及生命或并发创伤性休克。多发伤组织、脏器损伤严重,死亡率高。凡遭受两个以上解剖部位的损伤,并符合下列伤情一条以上者可诊断为多发伤。

1. 头颅伤

颅骨骨折合并颅脑损伤(如颅内血肿、脑干挫裂伤等)。

2. 颈部伤

颈椎部如颈椎损伤、大血管损伤等。

3. 胸部伤

可危及生命的损伤如多发性多段肋骨骨折、心包损伤、血气胸、肺挫裂伤、大血管损伤、气管损伤、膈肌破裂等。

4. 腹部伤

腹腔大出血或内脏器官破裂(如肝破裂、脾破裂、肾破裂等)。

5. 骨盆等多处骨折

由于骨折可能导致大出血而危及生命,如骨盆骨折伴休克、四肢骨折伴休克、椎体骨折伴神经系统损伤等。

6. 软组织伤

四肢或全身广泛撕裂伤。

(二)多发伤特点

1. 损伤机制复杂

同一伤员可能有不同机制所致损伤同时存在,如在一交通事故伤员可由撞击、挤压等多种机制致伤,高处坠落可同时发生多个部位多种损伤。

2. 伤情变化快、死亡率高

由于多发伤严重影响机体的生理功能,此时机体处于全面应激状态,并互相影响。易发生休克、低氧血症、代谢性酸中毒、颅内压增高、急性肾功能衰竭、急性呼吸窘迫综合征等并发症,从而危及生命。多发伤的主要死亡原因大多是严重的颅脑外伤和胸部损伤。

3. 伤情复杂、容易漏诊

多发伤的共同特点是受伤部位多、伤情复杂、明显外伤和隐蔽性外伤同时存在、开放伤和闭合伤同时存在,可能互相掩盖,造成漏诊。合并颅脑损伤的伤员因意识障碍而不能准确表达,增加诊断的难度。医生的专业局限性也是造成漏诊误诊的重要原因。

4. 处理顺序与原则的矛盾

由于多个损伤需要处理,其先后顺序可能发生矛盾。不同性质的损伤处理原则不同,如颅脑伤合并内脏伤大出血,休克治疗与脱水治疗的矛盾。

5. 感染与并发症多

多发伤由于组织器官广泛损伤、破坏,失血量大,对全身生理扰乱严重,容易发生各种并发症。机体免疫、防御系统破坏容易导致感染的发生。

6. 多发伤的三个死亡高峰

(1)第一死亡高峰 出现在伤后数分钟内,为即时死亡。死亡原因主要为脑、脑干、高位脊髓的严重创伤或心脏主动脉等大血管撕裂,往往来不及抢救。

(2)第二死亡高峰 出现在伤后6~8 h之内,这一时间称为抢救的“黄金时间”,死亡原因主要为脑内、硬膜下及硬膜外的血肿、血气胸、肝脾破裂、骨盆及股骨骨折及多发伤大出血。如迅速及时,抢救措施得当,大部分病人可免于死亡。这类病人是抢救的主要对象。

(3)第三死亡高峰 出现在伤后数天或数周,死亡原因为严重感染或器官功能衰竭。无论在院前或院内抢救多发伤病人时,都必须注意预防第三个死亡高峰。

(三)临床诊断

在创伤急救中,时间是第一重要因素,目标是使伤员在伤后最短时间内开始接受急救处理,但对创伤伤员伤情的准确评估是制定正确治疗决策的前提。因此,在不耽误必要的抢救时机前提下,要求以简便的诊断方法,迅速明确脑、胸、腹等部位是否存在致命性损伤。

1. 病史

简要询问病史,了解伤情。

2. 判断

监测生命体征,判断有无气道、呼吸、循环、意识、脊柱脊髓的损伤以及有无致命伤。

3. 查体

按照"CRASH PLAN"顺序检查,以免漏诊。其含义为:C—心脏(cardiac)、R—呼吸(respiration)、A—腹部(abdomen)、S—脊柱(spine)、H—头部(head)、P—骨盆(pelvic)、L—四肢(limb)、A—动脉(arteries)、N—神经(nerves)。

4. 辅助检查

(1)穿刺　简单、快速、经济、安全,准确率达90%,可反复进行,为胸腹创伤首选方法。可有假阳性,假阴性,对腹膜外血肿准确性差。

(2)诊断性腹腔灌洗　简单、方便,可在床边进行,阳性率达95%,可反复进行。用于腹部创伤。可有假阳性,腹膜外血肿准确性差,可造成医源性损伤。

(3)X射线　简单、方便、无创、费用低,为骨关节伤的首选方法。

(4)B超　简单、方便,可在床边进行,可反复进行。主要用于胸腹部创伤,对腹腔积血、实质性脏器损伤和心包压塞准确性高。空腔脏器和腹膜后损伤准确性差。

(5)CT　实质性脏器损伤可以定性,颅脑、胸腹创伤意义较大。但费用高,费时。用于血流动力学稳定伤员。

(6)MRI　多角度、多层面成像,软组织分辨率极高。但操作复杂,费用高,金属异物影响检查。主要用于脑脊髓伤。

(7)血管造影　可以同时进行诊断和治疗,能够判定出血来源。但费用昂贵,费时。在特定情况下有意义,用于腹部盆腔创伤。

(8)内镜技术　可以同时进行诊断和治疗。费用昂贵,费时。在特定情况下有意义,用于胸腹创伤。

(四)救治原则

1. 生命支持

对多发伤员首先进行生命支持。

2. 急救

多发伤治疗与诊断同时进行,严重多发伤威胁最者生命的主要是失血和颅脑损伤。

(1)以颅脑损伤为主的患者　应首先输入甘露醇溶液降低颅压,然后再进行各项检查。

(2)以失血为主的患者　如实质性脏器破裂:血管损伤、骨盆或长骨骨折等,要立即快速补液。

(3)各部位的创伤视为一个整体　根据伤情的需要从整体的观点制定抢救措施、手术顺序及器官功能的监测与支持,切不可将各部位的损伤孤立。

3. 多发伤的进一步诊治

某些隐蔽的深部损伤初期临床表现常不明显。因此,初期检查得出的结论一般来说是不全面的。再评估的重点包括腹腔脏器有无破裂以及有无延迟性腹内、胸内和颅内出血。

(1)颅脑损伤的处理　多发伤中颅脑损伤的发生率很高,仅次于四肢损伤,是导致患者死亡的首要因素。先保持呼吸道通畅,将伤员的头侧向一边,吸氧,必要时人工呼吸或气管插管,注意生命体征,局部止血、包扎。有脑组织膨出时,用无菌换药碗盖住后包扎,鼻、耳流血不能填塞止血。对于有抽搐者,注射安定;对于颅脑外伤发生脑疝者,快速静滴20%甘露醇250 mL。

(2)胸部损伤的处理

1)以胸部损伤为主的病人,伤侧胸廓呼吸运动都明显减弱或消失,胸部叩诊鼓音,应特别注意伤员的呼吸变化及胸廓起伏,以及听诊呼吸音的变化。

2)创口的处理:对开放伤者立即用5~6层凡士林油纱布封闭伤口,外用无菌敷料严密包扎,使开放性伤口变成闭合性。

3)气胸的处理:闭合性气胸者,如确定是张力性气胸,应立即利用无菌9~16号针头作为穿刺针,在锁骨中线第二肋间或腋间第四、五肋间刺入胸膜腔应急排气。并给予高流量吸氧,以改善缺氧状态。

4)病人转运:在搬运和转运过程中,均保持病人平卧位,头部稍后仰,以保持呼吸道畅通。转运途中严密观察病人的生命体征,一旦病人呼吸困难加重,脉搏细速且血压迅速下降,应迅速查明原因及时给予处理。转运伤员时救护车需减慢行驶速度。

(3)腹部损伤的处理

1)注意伤员神志、血压及腹痛的变化:早期腹痛比较局限,随着渗出液增加,腹痛持续加重,同时向整个腹部弥漫。常伴有腹胀、压痛、反跳痛、恶心、呕吐、肠鸣音消失、休克加重。

2)腹部内脏膨出物的处理:应用无菌换药碗覆盖保护包扎,禁止还纳以防感染。

3)伤员转运:转运时应注意观察其症状体征,及时补充液体,抗休克,并保证呼吸循环支持。对重度休克的病人还应取抬高头部15°,下肢抬高30°平卧的休克体位,以利于呼吸及增加回心血量。禁止给病人喝水,必要时还需使用简易呼吸器。

(4)骨折的处理

1)确定骨折部位。

2)闭合损伤的处理:用夹板固定闭合损伤部位,以减轻疼痛,防止继续损伤神经和血管。

3)开放伤的处理:对开放性骨折的外露断端,不要复位,只用消毒敷料进行创面包扎。

4)可疑特殊部位骨折的处理:对怀疑有脊柱骨折及骨盆骨折者,保持仰卧于硬板床。禁止弯腰和抬腿,防止脊髓损伤造成瘫痪。

5)活动性出血的处理:应给予加压包扎。对于需上止血带者,必须标记上带时间,并每隔1 h松开1次,每次1~2 min。随时观察伤员出血的情况及呼吸、脉搏、血压。

4. 多发伤的手术处理顺序及一期手术治疗

多发伤患者具有两个以上需要手术的部位时,顺序选择合理与否是抢救成功的关键。多发伤抢救手术的原则是在充分复苏的前提下,用最简单的手术方式,最快的速度修补损伤的脏器,减轻伤员的负担、降低手术危险性,挽救伤员生命。

(1)颅脑伴有脏器损伤　根据各器官挫伤轻重程度,按照先重后轻的原则进行处理。

(2)胸腹联合伤　同台分组行剖胸及剖腹探查术。多数情况下可先作胸腔闭式引流,再行剖腹探查术。

(3)腹部伤伴有脏器伤　腹腔内实质性脏器及大血管伤,抗休克的同时积极进行剖腹手术,病情平稳后再依次处理其他部位损伤。

(4)四肢骨折　开放伤可急诊手术,闭合性骨折可择期处理。

(5)多发性骨折　应争取时间尽早施行骨折复位及内固定术,便于护理及康复。

5. 损伤控制外科

损伤控制外科是指对严重创伤患者进行阶段性修复的外科策略,旨在避免由于严重创伤患者生理潜能的耗竭、避免“死亡三联征（体温不升、酸中毒和凝血障碍）”出现，损伤的因素相互促进，而成为不可逆的病理过程，其目的在于有效降低严重创伤患者的死亡率。

损伤控制手术分为三个阶段。

（1）救命手术　包括3个方面：①控制出血：可采用填塞、结扎、侧壁修补、血管腔外气囊压迫、血管栓塞、暂时性腔内转流等简单有效的方法；②控制污染：快速修补、残断封闭、简单结扎、置管引流等；③避免进一步损伤和快速关腹：用巾钳、单层皮肤缝合、人工材料、真空包裹技术，突出强调有效、快速和简单。

（2）ICU复苏　包括复温、纠正凝血障碍、呼吸机通气支持、纠正酸中毒及全面体检避免漏诊。

（3）确定性再手术　包括取出填塞、全面探查、解剖重建。

6. 营养支持

创伤后机体处于高代谢状态，能量消耗增加，大量蛋白质分解，负氮平衡，如不能及时纠正，患者易发生营养不良、感染和多器官功能衰竭。因此，创伤后营养支持尤为重要。消化道功能正常者，以进食为主；昏迷患者或不能进食的患者，可用鼻饲或造瘘；不能从消化道进食者，可采用短期肠外营养。

7. 预防感染

多发伤感染的渠道是多方面的，即可来源于开放性的创口，也可来自各种导管使用中消毒不当造成的院内感染，以及长期广谱抗生素使用导致的二重感染。感染可激发SIRS可发展为MODS、MOF，是创伤后期死亡的主要原因。因此，感染的防治是降低多发伤死亡率的一个重要环节。

（1）彻底清创　对于开放性创口，关键在于早期彻底清创，这是任何抗生素都无法替代的。清创应彻底去除异物及坏死组织，逐层缝合，消灭无效腔，较深的创口应留置引流管。

（2）预防院内感染　多发伤患者留置的导管比较多，如导尿管、引流管、深静脉置管、气管插管等，应注意定期消毒、无菌操作，完善消毒隔离制度，增强医务人员的无菌观念。

（3）抗生素的使用　对于有指征的患者应该尽快使用抗菌药物，尤其是开放性损伤争取在伤后3 h内使用。可先采用经验性用药，考虑选择覆盖所有损伤部位重要污染菌的药物。不宜盲目地选用广谱抗菌药或多药联合预防多种细菌的感染。可根据细菌培养及药敏结果选择针对性的抗生素。

二、复合伤急救

复合伤是指两种或两种以上致伤因素同时或相继作用于人体所造成的损伤，所致机体病理生理紊乱常较多发伤和多部位伤更严重而复杂，是引起死亡的重要原因。复合伤的命名，将主要伤列于前，次要伤列于后，如放烧复合伤，表明放射损伤是主要损伤，烧伤是次要损伤。。

（二）复合伤特点

创伤复合伤的基本特点是“一伤为主”“复合效应”。“一伤为主”是指复合伤中的主要致伤因素在疾病的发生、发展中起着主导作用；“复合效应”是指机体遭受两种或两种以上致伤因素的作用后，所发生的损伤效应，不是单一伤的简单的相加。单一伤之间可相互影响，使原单伤的表现不完全相同于单独发生的损伤，整体伤情也变得更为复杂。主要致死原因：要害部位大出血；休克（失血性休克、感染性休克、创伤性休克和烧伤引起的休克）；有害气体急性中毒或窒息；急性肺水肿、肺出血；急性心力衰竭；多器官功能障碍等。

（三）复合伤的伤情分度

为了及时有效地进行急救、诊断、后送和治疗，必须对复合伤的伤情进行分度。各类复合伤按伤情的严重程度可分为：轻度、中度、重度和极重度四级。复合伤的分度是以各单一伤的伤情为基础，是以中等以上损伤复合后常出现复合效应（主要是相互加重）为依据而加以划分的（表3-6）。

表3-6　复合伤的伤情分度

复合伤	分度标准（具备下列条件之一者）
极重度	一种损伤达极重度；二种重度损伤；重度放射损伤加中度烧伤；一种重度损伤加两种中度损伤
重度	一种损伤达重度；三种中度损伤；中度放射损伤加中度烧伤
中度	一种损伤达中度
轻度	两种或三种损伤均为轻度

（四）临床特征及诊断

1. 致伤因素

有两种以上致伤因素受伤史。

2. 创面或伤口

能间接地推测可能发生的伤情，如烧伤、冲击伤体表创面为轻伤，但内脏损伤多较重。

3. 症状与体征

临床根据损伤的部位体征可出现相应的症状。

4. 全身性反应

可有不同程度的休克，严重低氧血症，全身免疫能力低下，伤后感染发生较早。

5. 实验室检查及影像学检查

有助于确诊，如各项化验、X 射线、超声及 CT 检查等，根据病情需要适当选择。

（五）救治原则

（1）迅速而安全地使伤员离开现场。

（2）保持呼吸道通畅。

（3）心搏呼吸骤停者，立即行心肺复苏。

（4）其他部位或脏器损伤按照多发伤的处理原则。

（5）给予止痛、镇静剂，有颅脑伤或呼吸抑制者，禁用吗啡、哌替啶。

（6）放射性损伤。①尽早给予抗放射性药物，如胱胺、巯乙胺、雌激素、S-Z-氨基丙基磷酸以及中草药等，同时还可与其他促进造血再生药物合用。②尽早消灭创面或伤口，尤其是清除放射性的污染创面，应注意先将伤口覆盖，以防止带有放射性物质的洗液进入伤口，创口用生理盐水反复冲洗。对于难以冲洗的创口，可采用清创术来消除污染，一般需作延迟缝合

三、特殊复合伤急救

特殊复合伤包括烧伤复合伤、化学性复合伤、放射性复合伤等。

（一）烧伤复合伤

人员同时或相继受到热能（热辐射、热蒸气、火焰等）和冲击波的直接或间接作用而发生烧伤合并冲击伤的复合伤，称为烧冲复合伤。烧伤复合伤多见于爆炸伤、电击伤和交通事故，常合并各种脏器和组织的机械性损伤。战争时期的烧伤复合伤多为烧伤合并冲击伤。

1. 临床特点

（1）烧伤创面复杂，污染重，易于并发感染。

(2)全身情况差,症状多样化。合并颅脑损伤时,意识出现障碍;合并胸腹脏器损伤时,则出现相应的各种症状。

(3)休克发生率高:如烧伤合并冲击伤、挤压伤,导致内脏损伤时,休克的发病因素更为复杂,休克更严重,治疗更困难。

(4)肺功能不全:合并冲击伤时,患者可觉胸闷、憋气,有时很快出现肺水肿。心跳常先缓慢,40~50 次/min,持续 2~3 h,而后加快至 200 次/min,并可出现心律失常。

(5)易发生肾功能衰竭:合并冲击伤时,即使烧伤不太严重也可出现少尿、血尿、无尿,尿素氮持续升高,甚至发生急性肾衰竭。

烧伤复合伤的诊断较为容易,根据受伤史及全面查体,不难做出正确诊断。但应注意考虑到复合伤存在的可能性,并且不应满足一种复合伤的诊断。首先应判明有无危及生命的复合伤,如内脏大出血、呼吸道梗阻、心搏骤停等。并迅速诊断烧伤面积,判明休克的严重程度。尽可能作较全面体格检查和辅助检查,如全面化验检查、X 射线照片、B 超、CT 检查等。必要时重点复查,注意多发伤的可能性,尽可能地减少漏诊。

2. 治疗

(1)处理原则　烧伤复合伤休克发生率高,. 感染发生早、程度重。抢救时一般遵循以下原则。

1)及早、全面诊断复合伤的部位、类型、程度。

2)对危及生命及肢体存活的重要血管、内脏、颅脑损伤及窒息等,在休克复苏的同时,应优先处理。

3)不危及生命或肢体存活的复合伤待烧伤休克基本被控制,全身情况稳定后再进行处理。

4)烧伤治疗与复合伤治疗之间出现矛盾,处理其中之一势必影响其他时,应在抓住主要矛盾的同时,适当或相应地照顾其次。

5)由于烧伤创面的存在,复合伤的感染机会增多,应及早应用有效抗生素。

(2)烧伤复合伤的初期处理　首先要注意抢救生命,维持气道通畅,呼吸与循环平稳。切忌只注意烧伤而忽略其他更危急的创伤(如气道梗阻所致的窒息和因神经损伤、胸部损伤所致的呼吸困难,因出血、心包压塞、张力性气胸等所致的循环衰竭)。

1)维持气道通畅:若有气道梗阻危险时,应行气道插管或气管切开。但要注意多发伤患者可合并颈椎损伤,因此在行气道检查或置人工气道时,均应保证颈椎稳定。

2)维持良好呼吸:急救时观察胸壁运动及呼吸音,行血气分析,注意有无血气胸、开放性气胸、皮下气肿和(或)纵隔气肿等。为消除一氧化碳中毒,吸 100% 氧 2~3 h,待碳氧血红蛋白下降,改吸 40% 以下的氧。持续低氧血症时,可早用机械辅助呼吸。

3)维持良好的血液循环:按常规烧伤早期补液原则进行复苏难以纠正休克时,应考虑出血。外出血易诊断,内出血则较难,可行胸部照片,需要时行腹腔穿刺。确诊有大出血,则应立即手术止血。伴出血的烧伤患者,早期补液不可拘泥于烧伤补液公式,应根据纠正休克的监测指标进行,除补充电解质液外,须补充一定量的全血。即使无明显出血,烧伤复合伤患者的早期输液量要大于同等面积的烧伤患者,同时应补充较多胶体。

(3)常见几种烧伤复合伤的处理

1)烧伤复合骨关节损伤:①局部皮肤未烧伤的骨关节损伤的处理方法同一般骨关节损伤,但选择固定方法时要不能妨碍病人的翻身和烧伤创面处理。②局部皮肤烧伤的骨关节损伤甚为复杂,应根据烧伤与骨关节损伤的部位、程度等分别对待,选用恰当方式。

2)烧伤复合颅脑损伤:颅脑损伤的处理原则与无烧伤者相同,危及生命的开放性或重度闭合性颅脑损伤,应立即处理,即使存在休克,也应于治疗休克的同时进行手术。暂不危及生命的颅脑损伤,一般应待烧伤、休克控制后再与处理。烧伤复合颅脑损伤早期应适当控制补液量,各项抗休克输液指标应控制于较低水平。要注意不可于短期内快速补液,特别是水分。

3)烧伤复合胸部损伤:复合胸部伤的处理原则基本与不伴烧伤者相同。胸腔置管应尽可能经过健康皮肤,以免并发脓胸;经烧伤皮肤置管者,需于早期切痂术时拔除,必要时再经植皮区插管。胸腔脏器损伤需开胸探查者,切口周围焦痂应同时切除并植皮。

4)烧伤复合腹部损伤:复合腹部伤的处理原则和不伴烧伤者相同。但应注意:①烧伤复合腹部创伤的手术,更容易感染,特别切口经腹壁烧伤创面者,故关闭腹腔前,最好用大量抗菌液冲洗;一般腹腔内置双套管引流,内管连负压吸引瓶。②烧伤复合腹部创伤的病人,抵抗力下降,营养不良,愈合能力较差,即使切口经健康皮肤者,也易裂开;故一般不选用易裂开的旁正中切口。

(二)化学性复合伤

化学性复合伤是指一种或多种化学致伤因素与其他致伤因素同时或相继作用于机体引起的损伤。化学毒剂合并创伤时,两种因素可相互影响使病情加重,病程加快,恢复减慢,从而造成严重后果。

1. 临床表现

(1)毒剂中毒合并创伤时　中毒程度明显加重。合并其他损伤时可使毒剂的致死剂量减少到未受伤时的1/15~1/10。

(2)创伤伤口染毒后　依据其毒剂种类,各有其特殊表现。如神经性毒剂染毒伤口,一般无特殊感觉,伤口及其周围组织的改变也不明显。芥子气染毒伤口后局部出现明显的炎症反应，并有水疱发生，继而坏死。路易剂染毒伤口后疼痛剧烈，局部出现青灰色斑点，周围皮肤充血、发红、水肿及水疱形成。双光气（氯甲酸三氯甲酯）染毒伤口后疼痛较重，出血较多，2～3 h后迅速发生水肿

2. 诊断

（1）中毒史　根据患者受伤时所处环境，可大致做出推断。

（2）查体　根据上述各种毒剂染毒伤口的局部特点，并注意患者衣服、伤口和绷带上的毒剂斑点，结合特殊气味，如芥子气有大蒜气味，路易剂有天竺葵气味等，可初步做出诊断。

（3）实验室检查　根据上述初步检查结果做有关毒剂中毒的实验室检查。如神经性毒剂中毒时可检验血液胆碱酯酶活力；路易剂中毒时尿液检查常有砷出现等。

（4）毒剂检验　从伤口分泌物中取样做毒剂鉴定，可准确判断染毒种类。

3. 处理

（1）将患者移离中毒现场，至空气新鲜场所给予吸氧，脱除污染的衣物，用流动清水及时冲洗皮肤，对于可能引起化学性烧伤或能经皮肤吸收中毒的毒物更要充分冲洗，时间一般不少于20 min，并考虑选择适当中和剂中和处理；眼睛有毒物溅入或引起灼伤时要优先迅速冲洗。如伤口位于四肢，急救时应及时使用止血带，以减少毒前吸收。

（2）保护呼吸道通畅，防止梗阻。密切观察患者意识、瞳孔、血压、呼吸、脉搏等生命体征，发现异常立即处理。

（3）中止毒物的继续吸收。皮肤污染冲洗不够时要用冲洗或中和、经口中毒，毒物为非腐蚀性者，立即用催吐或洗胃以及导泻的办法使毒物尽快排出体外。但腐蚀性毒物中毒时，一般不提倡用催吐与洗胃的方法。

（4）尽快排出或中和已吸收入体内的毒物，解除或对抗毒物毒性。通过输液、利尿、加快代谢，排毒剂和解毒剂清除已吸收入体内的毒物。排毒剂主要指综合剂，解毒剂指能解除毒作用的特效药物。

（5）各种创伤处理原则与单纯伤基本相同。

（6）对症治疗，支持治疗。保护重要器官功能，维持酸碱平衡，防止水电解质紊乱；防止继发感染以及并发症和后遗症。

（7）注意做好防护，以防交叉染毒和急救人员染毒。

（三）放射性复合伤

指在遭到核武器袭击时，人员受到以早期核辐射为主，同时又有光辐射（烧伤）、冲击波等两种或两种以上瞬时杀伤因素所致的复合性损伤；它是核武器爆炸或平时核事故时

一种特殊的损伤。放射复合伤的发生与核武器当量的大小、爆炸方式（地爆或空爆）、距爆心的距离、所处的环境以及有无防护等密切相关。

1. 临床特点

（1）休克发生率高　休克发生率和严重程度均较其他损伤为重，一般放射剂量越大，休克发生率越高，程度也越严重。再复合其他损伤后，由于二者的相互加重，使休克易于发生。复合伤时感染加重，细菌毒素可引起中毒性休克。

（2）感染发生率高　复合伤时患者发生全身感染的概率明显高于其他创伤患者，而且出现越早，死亡率越高。在极重度复合伤中，常见休克刚过，感染接踵而来，甚至休克期和感染期重叠，发生早期败血症。在伤后 2～3 d 内死亡者，心脏和脾脏等组织内均能培养出细菌。

（3）造血系统功能严重损害　复合伤较单纯放射性损伤出现的骨髓破坏更为严重，并且出现时间较早。放射复合伤时，血小板数下降比单纯放射病更快，也更低。在血小板数下降的同时，可见毛细管脆性增加和凝血障碍逐渐明显。胃肠出血严重，胃肠黏膜常发生斑片状出血。

（4）创伤愈合过程延缓　通常中度以下的复合伤对创伤愈合的影响，与单纯伤相比无明显差异，但遭受较大剂量照射时，创伤的愈合速度明显减慢。

2. 放射复合伤的类型：

（1）放烧冲复合伤　以放射性损伤为主，复合烧伤、冲击伤。

（2）放烧复合伤　以放射性损伤为主，复合烧伤。

（3）放冲复合伤　以放射性损伤为主，复合冲击伤。

3. 诊断

（1）有放射性物质接触史，如曾处放射沾染区或接触过各种形式的放射源。

（2）临床表现为难以解释病因的休克、感染、造血功能损害等。

（3）放射检测装置发现身体放射物质存在。

4. 处理

（1）现场紧急救护　从事故现场抢救患者，关闭辐射区，电话报告防护组及救援中心。

（2）污染伤口处理　现场急救，可用大量清水清洗污染伤口，伤口上方扎一止血带，减少出血量。伤口根据放射性核素种类，以二乙烯三胺五乙酸（DTPA）冲洗，或用生理盐水冲洗。经探测仪表明污染已不明显时，方可进行手术切除污染伤口，切除组织作监测计数或放化分析、放射自显影，记录污染核素类型。

(3)自救互救及初步医疗救护措施　迅速脱离放射沾染区;局部洗消皮肤暴露部位的沾染;用水洗鼻孔及口腔,并戴上防护面罩;催吐;用力把痰液咳出.

四、挤压伤急救

(一)挤压伤的定义

挤压伤广义是指机体任何一个部位受到挤压,使组织结构的连续性受到破坏和功能障碍。但是临床上所提的挤压伤特指人体肌肉丰富的部位,如四肢、躯干,受压榨或挤压后所造成的损伤。通常受压肌肉组织大量变性、坏死,组织间隙渗出、水肿。表现为受压部位的肿胀,感觉迟钝或缺失,运动障碍,以及肌红蛋白血症和一过性肌红蛋白尿,进一步可进展为高钾血症及以肌红蛋白血尿为特征的急性肾功能衰竭。

(二)临床表现及处理

挤压伤可见于手、足被砖石、门窗、机器等暴力挤压受伤;地震、塌方、车祸、爆炸等事故灾难造成的埋压、挤压、爆炸冲击也可造成挤压伤;另外人群自身拥挤、踩踏造成伤害;长时间固定体位,如无意识的伤员长时间躺卧在硬地上导致的挤压伤。

1. 手指脚趾的挤压伤

可见指(趾)甲下血肿,呈黑紫色;也可为开放性损伤,甚至有指骨骨折。对受伤者应立即用冷水或冰块冷敷其受伤部位,以减少出血和减轻疼痛;后期可用热敷以促进瘀血的吸收。对甲下积血应及时排出,这不仅可以止痛,还可减少感染,以保存指甲。如果指(趾)甲脱落,要保持甲床清洁干燥,防止感染。

2. 内脏及肢体伤

应密切观察有无呼吸困难、脉搏细速、血压下降等情况改变,及时送往医院救抬。肢体挤压伤肿胀严重者,要及时行切开减压术,以保证肢体的血液循环,防止肢体坏死。如指、趾切断(如手扶门、窗或汽车门框时,因门、窗等被猛力关闭,而使手指被切断),在紧急救治、止血包扎的同时,应将断下来的手指、脚趾用干净布包好(如用冰瓶、冰块降温最好),连同伤者速送医院救治与进行断指(趾)再植手术。不要丢弃指、趾断体,更不要将断体用水洗和用任何消毒药液浸泡。

3. 筋膜间隔综合征

是指肢体创伤后发生在四肢特定的筋膜间隙内的进行性病变,即由于间隙内容物的增加,压力增高,致间隙内容物主要是肌肉与神经干发生进行性缺血坏死。

(1)常见原因

1)肢体的挤压伤:肢体受重物砸伤、挤压伤或重物较长时间压迫,例如醉酒、CO中毒等昏迷患者肢体压于自己的躯干或肢体之下,受压组织缺血,压力除去后,血液再灌流,使受伤组织主要是肌肉组织出血、反应性肿胀,使间隔区内容物的体积增加,随之压力增高而发病。

2)肢体血管损伤:肢体主要血管损伤,受其供养的肌肉等组织缺血在4 h以上,修复血管恢复血流后,肌肉等组织反应性肿胀,使间隙内容物增加,压力增高而发生本病。

3)肢体骨折内出血:肢体骨折,出血流入筋膜间隙内,由于筋膜间隙的完整结构并未受到破坏,积血无法溢出而内容物体积增加,使压力增高而发病,可见于胫骨骨折及前臂骨折等。

4)石膏或夹板固定不当:外用小夹板或石膏夹板固定,由于固定过紧压力太大,使筋膜间隙容积压缩,损伤组织、肿胀,亦使间隙内容物增加,如不及时放松夹板可发生本病。见于前臂或小腿骨折。

5)髂腰肌出血:因外伤或血友病出血,受肌鞘的限制,出血肿胀,压力增加,呈屈髋畸形,可压迫股神经致股四头肌麻痹。

6)其他:截石位手术时,两小腿置于托架上,小腿三头肌受压超过5 h,也可致本病。

(2)临床表现　发病一般均比较迅速,严重者大约24 h即可形成典型的症状和体征。疼痛及活动障碍是主要症状。肢体损伤后一般均诉疼痛,但在筋膜间隙综合征的早期,其疼痛是进行性的,不因肢体固定或经处理而减轻疼痛。肿胀、压痛及肌肉被动牵拉痛是本病重要体征。肢体肿胀是最早的体征,在前臂、小腿等处,由于有较坚韧的筋膜包绕,肿胀不甚严重,但皮肤肿胀明显,常起水疱。肌腹处明显压痛是筋膜间隙内肌肉缺血的重要体征。于肢体末端被动牵拉该肌,如前臂掌侧筋膜间隙综合征时,被动牵拉伸直手指,则引起屈指肌的严重疼痛。

(3)急救原则　对肢体肿胀严重者,应注意外固定包扎的松紧度,局部敷用消肿散以助消肿。如肿胀异常,应立即松解外固定及敷料,制动伤肢,切忌按摩和热敷。经一段时间观察血循环仍不改善,应及时手术切开减压,以确保肢体安全。对可疑是否切开减压者,宁可切开。晚期伤肢有严重血运障碍或无血运,肢体确定无功能,有全身中毒症状,经过减张引流后仍不缓解,或合并气性坏疽者,应截肢,以免发生致命性并发症。

4. 挤压综合征

当四肢或躯干肌肉丰富的部位被外部重物长时间挤压,或长期固定体位的自压,解除压迫后出现以肌红蛋白尿、高血钾、高血磷、酸中毒和氮质血症等为特点的急性肾功能衰竭症候群,称为挤压综合征。多发生于房屋倒塌、工程塌方、交通事故等意外伤害中。

在战争、发生强烈地震等严重灾害时可成批出现。

(1)临床表现 全身症状重,主要是急性肾功能衰竭的引起的水、电解质和酸碱平衡失调引起的。表现为头晕,胸闷,腹胀等症状。严重者心悸,甚至发生面色苍白、四肢厥冷。局部可表现为肢体肿胀,疼痛,皮肤有压痕、变硬,皮下瘀血,皮肤张力增加,在受压皮肤四周有水泡形成。检查肢体血液循环状态时,即使肢体远端脉搏不减弱,肌肉组织仍有发生缺血坏死的危险。挤压综合征主要特征表现分述如下。

1)休克:有些伤员因挤压伤强烈的神经刺激,广泛的组织破坏,大量的血容量丢失,可迅速产生休克,而且不断加重。

2)肌红蛋白尿:是挤压综合征的一个重要特点。伤员在伤肢解除压力后,24 h 内出现褐色尿或自述血尿,应该考虑肌红蛋白尿。肌红蛋白尿在血中和尿中的浓度,在伤肢减压后 3 ~ 12 h 达高峰,以后逐渐下降。

3)高钾血症:因为肌肉坏死,大量的细胞内钾进入循环,加之肾功能衰竭排钾困难,在少尿期血钾可以每日上升 2 mmol/L,甚至在 24 h 内上升到致命水平。高血钾同时伴有高血磷、高血镁及低血钙,可以加重血钾对心肌抑制和毒性作用。

4)酸中毒及氮质血症:肌肉缺血坏死以后,大量磷酸根、硫酸根等酸性物质释出,致代谢性酸中毒,严重创伤后组织分解代谢旺盛,大量中间代谢产物积聚体内,非蛋白氮迅速升高,临床上可出现神志不清,呼吸深大,烦躁烦渴,恶心等酸中毒,尿毒症等一系列表现。

(2)急救原则 挤压伤综合征的治疗是复杂的,既要妥善处理好受伤肢体,又要积极治疗急性肾功能衰竭,两者相互结合才可能奏效。

1)尽快解除事故现场中压迫的重物,解除压迫后,立即采取伤肢制动,尤其对尚能行动的伤员要说明立即进行活动的危险性。如果致压物难以移除,应对伤者现场补液,以稀释毒素,预防休克。对于没有输液条件的,可让患者饮用碱性饮料,以保护肾脏功能。

2)伤肢尽量暴露在凉爽空气中,或用冷水或冰块冷敷受伤部位,以降低组织代谢,减少毒素吸收。禁止抬高、按摩和热敷。对于皮肤肿胀明显、张力过大的伤者,应在有条件时切开减张,防止肌肉组织坏死。

3)对于被挤压的肢体有开放性伤口出血者,应进行止血,但禁忌加压包扎和使用止血带进行止血。对于肢体肿胀严重者,注意外固定的松紧度。在转运过程中,应减少肢体活动,不管有无骨折都要用夹板固定。

4)凡受挤压超过 1 h 的伤员,一律要饮用碱性饮料。对于不能进食者,可用 5% 碳酸氢钠 150 mL 静脉滴注。

5)密切观察有无呼吸困难、脉搏细数、血压下降的病情变化,积极防治休克,及时补充电解质，维持水、电解质平衡，同时记录出入量，保证出入量平衡。

6）对挤压综合征患者，一旦有肾功能衰竭的证据，应及早进行透析治疗。

7）截肢适应证：①伤肢毁损严重，无血液循环或严重血运障碍，估计保留后无功能者。②全身中毒症状严重，经切开减张等处理，不见症状缓解，并危及生命者。③伤肢并发特异性感染，如气性坏疽等。

第四章
休克急救

休克是指机体有效循环血容量减少,使组织灌注不足,细胞代谢紊乱和功能受损的病理过程,它是一个由多种病因引起的综合征。休克本身并不是一个独立的疾病,而是由多种原因导致一个共同的病理生理过程。现代观点将休克视为一个序惯性事件,是一个从亚临床阶段的组织灌注不足向多器官功能障碍或衰竭(MODS 或 MODF)发展的连续过程。所以不同的阶段应采取相应的防治措施。引起休克的病因有血容量不足、创伤、感染、过敏、心源性因素和神经源性因素。通过对临床表现的观察和血流动力学监测,来判断病情的变化。针对不同原因和不同的发展阶段采取相应的治疗措施。救护的原则:尽早去除病因,迅速恢复有效循环血量,纠正微循环障碍,恢复组织灌注,改善心脏功能,恢复正常代谢和防止多器官功能损害,并加强护理。

第一节　休克的病因与病理

一、病因

1. 血容量不足

由于大量出血(如大血管破裂或脏器破裂出血)、失水(如呕吐、腹泻)、失血浆(如烧伤、腹膜炎、各种损伤)等原因,导致有效循环血容量骤减所致。

2. 创伤

多因撕裂伤、挤压伤、爆炸伤等引起内脏、肌肉和中枢神经系统损伤。也可因骨折、挤压综合征及大手术导致创伤性休克,属于神经源性休克。

3. 感染

细菌、真菌、病毒、衣原体、原虫、立克次体等感染所造成。常激发于以释放内毒素为主的革兰氏阴性杆菌感染，又称内毒素性休克。

4. 过敏

由于接触某些药物或生物制品，如青霉素过敏、油漆、花粉等引起。

5. 心源性因素

主要由于心功能不全引起的，常继发于急性心肌梗死、急性心肌炎、心肌病变和严重心律失常等。

6. 神经源性因素

由于剧痛、脑脊髓损伤、麻醉平面过高等刺激，引起反射性周围血管扩张，有效循环血容量相对减少所致。

二、分类

（一）按休克的病因分类

失血性休克、心源性休克、细菌性休克、过敏性休克、神经源性休克、内分泌性休克、伴血流阻塞的休克。

（二）按休克发生的始动因素分类

休克的始动因素主要为血容量减少致有效循环血量下降。可将休克分类如下（表4-1）。

表4-1　休克分类

休克类型	有关特征
外源性 低血容量性	出血引起的全血丢失，烧伤、炎症引起的血浆丧失，腹泻、脱水引起的电解质丧失
内源性	炎症、创伤、过敏、嗜铬细胞瘤、螫刺毒素作用引起的血浆外渗
心源性	心肌梗死、急性二尖瓣关闭不全、室间隔破裂、心力衰竭、心律失常
腔静脉	压迫
心包	压塞
阻塞性心腔	环状瓣膜血栓形成、心房黏液瘤
肺循环（按解剖部位分）	栓塞

续表 4-1

休克类型	有关特征
主动脉	夹层动脉瘤
高或正常阻力(静脉容量增加,心排出量正常或降低)	杆菌性休克(革兰氏阴性肠道杆菌)、巴比妥类药物中毒、神经节阻滞(容量负荷后)、颈脊髓横断
血流分布性低阻力[血管扩张、体循环动静(机制不十分清楚)短路伴正常或高心排出量]	炎症(革兰氏阳性菌肺炎)、腹膜炎、反应性充血

(三)按血流动力学特点分类

1. 低排高阻型休克

低排高阻型休克又称低动力型休克或冷休克,常见于革兰氏阳性球菌感染性休克。血流动力学特点是心输出量减少,外周血管收缩,导致外周血管阻力增高。

2. 高排低阻型休克

高排低阻型休克又称高动力型休克或暖休克,多见于低血容量性休克、心源性休克。血流动力学特点是心输出量正常或增加,外周血管扩张,导致外周血管阻力降低。

两种类型的休克发病机制不同,鉴别如表 4-2。

表 4-2 休克的血流动力学分型

类别	低排高阻型(低动力型、冷休克)	高排低阻型(高动力型、暖休克)
神志	烦躁、淡漠、嗜睡或昏迷	清醒
面色、皮色	苍白、发绀、大理石纹	淡红或潮红
皮温、湿度	湿冷或冷汗	温暖、干燥
毛细血管充盈时间	延长	1~2 s
心率	增快	不增快或不显著增快
血压	正常或低	稍低
脉压	<2.6 kPa	>2.6 kPa
尿量	少尿或无尿	正常
有效循环血量	不足	正常或相对不足
组织灌注	差	稍差
组织耗氧量	高	低
周围血管阻力	高	低
心排出量	低	高

三、病理生理

有效循环血容量锐减和组织灌注不足，引起的微循环障碍、代谢改变及继发性损害是各种休克的共同病理生理基础。

（一）休克分期

根据血流动力学和微循环变化规律，休克发展过程可分为以下三期。

1. 微循环收缩期

微循环收缩期又称为缺血缺氧期、休克早期。微循环受休克因素的刺激使交感-肾上腺轴兴奋，儿茶酚胺、血管紧张素等体液因子大量释放，导致末梢小动脉、微动脉、毛细血管前括约肌强烈收缩，使毛细血管阻力增加，大量真毛细血管关闭，微循环的灌流量急剧减少。大量儿茶酚胺及肾素-血管紧张素分泌增加，使心跳加快，心排出量增加，并选择性地使外周（如骨骼肌、皮肤）和内脏（如肾、肠道）小血管、微血管平滑肌收缩，保证心、脑等重要脏器的供血。随着真毛细血管网内血量减少，毛细血管静水压降低，血管外液进入血管，动静脉短路和直接通道开放，补充了循环血量，增加了回心血量。因此，此期为休克的代偿期。

2. 微循环扩张期

微循环扩张期又称淤血缺氧期、休克期或失代偿期。小血管持续收缩，流经毛细血管的血流量进一步减少，组织由于明显缺氧，处于无氧代谢状态。大量乳酸等酸性代谢产物堆积，使毛细血管前括约肌开放，后括约肌由于对酸性物质耐受力较强而仍处于松弛状态，致使大量血液进入毛细血管网，造成微循环淤血，从而引起血管内静水压升高，同时毛细血管通透性增加，大量血浆外渗。导致血液出现浓缩，黏稠度增加，使回心血量明显减少，血压下降，组织细胞缺氧及器官受损加重，休克进入抑制期。

3. 微循环衰竭期

微循环衰竭期又称 DIC 期。在毛细血管淤血的基础上细胞缺氧更严重，血液处于高凝状态，红细胞和血小板发生凝聚，在微血管中广泛形成微血栓。因细胞持久缺氧，细胞损伤，溶酶体释放，细胞自溶，大量凝血因子消耗，纤维蛋白溶解系统被激活，而产生弥散性血管内凝血（DIC），并导致组织损害，甚至多脏器功能衰竭。此期为休克的不可逆阶段，称为休克失代偿期。

（二）休克时细胞和主要脏器病理生理改变

1. 细胞

休克时由于缺氧，三羧酸循环障碍，溶酶体破裂，细胞结构破坏。

2. 心

冠状动脉灌注量减少，引起心肌缺血和酸中毒，而致心肌细胞受损。当心肌微循环内血栓形成，可引起心肌坏死甚至心力衰竭。

3. 肺

休克时因缺氧可使肺毛细血管内皮细胞和肺泡上皮受损，表面活性物质减少，致肺不张和肺水肿；此外，因低氧血症，肺动脉阻力升高，造成动、静脉分流，通气血流比例失调，引起动脉血氧分压下降，动脉血二氧化碳分压升高。

4. 肾

休克时有效循环血容量降低，心排血量减少，儿茶酚胺分泌增多使肾的入球微动脉痉挛，肾小球滤过率明显下降而发生少尿。肾内血流重新分布，肾小管上皮细胞受损，缺血坏死，可引起急性肾功能衰竭。

5. 微循环障碍

典型的微循环是由微动脉→后微动脉→毛细血管前括约肌→真毛细血管→微静脉继动静脉短路、直捷通路组成（图4-1）。

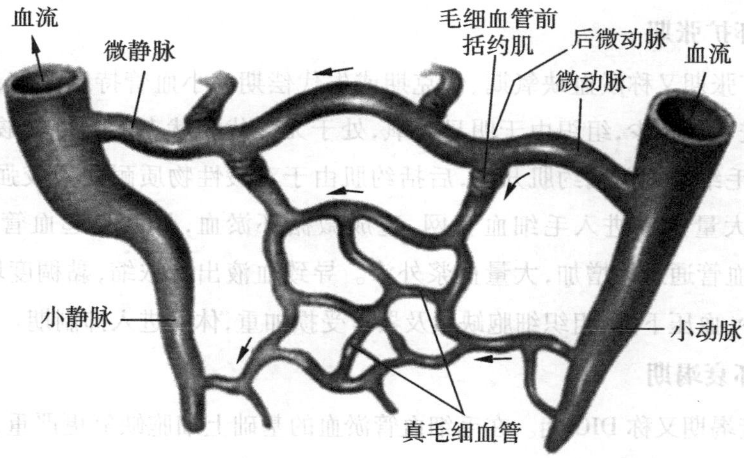

图4-1　正常微循环模式

当休克代偿期时，有效循环血量减少，通过反射交感-肾上腺轴兴奋，释放大量儿茶酚胺及相关激素，使微动脉和毛细血管前括约肌收缩，动静脉短路。直接通路开放，周围阻力增强，毛细血管内血流量减少，能维持正常血压和重要脏器的灌注。休克进一步发展时，组织缺血缺氧，使酸性代谢产物增多，使毛细血管前括约肌松弛，大量毛细血管开放。但微静脉的平滑肌仍处于痉挛状态，使大量血液淤滞在毛细血管床内。当毛细血管内静水压增高，血浆外渗，有效循环血量进一步减少，血液出现浓缩，血细胞凝集，形成微血栓，发生 DIC。并且组织细胞严重缺氧，细胞水肿，溶酶体破裂，造成细胞自溶，可引起各器官功能损害，导致休克不能逆转。

四、临床表现

按照休克病程演变可分为休克代偿期和休克抑制期，或称为休克早期或休克期（表4-3）。

表 4-3　休克的临床表现和程度

程度	轻度	中度	重度
神志	清楚伴有痛苦表情，精神紧张	神志尚清楚，表情淡漠	意识模糊，甚至昏迷
口渴程度	口渴	很口渴	非常口渴，可能无主诉
皮肤色泽	开始苍白	苍白	显著苍白，肢端发绀
皮肤温度	正常，发凉	发冷	厥冷（肢端更明显）
脉搏	100 次/min 以下，尚有力	100～200 次/min	速而细弱，或摸不清
血压	收缩压正常或稍升高，舒张压增高，脉压缩小	收缩压为 70～90 mmHg，脉压小	收缩压在 70 mmHg 以下或测不到
体表血管	正常	表浅静脉塌陷，毛细血管充盈迟缓	毛细血管充盈非常迟缓，表浅静脉塌陷
尿量	正常	尿少	尿少或无尿
估计失血量	20% 以下（800 mL 以下）	20%～40%（800～1 600 mL）	40% 以上（1 600 mL 以上）

第二节　临床诊断

根据休克的病因，结合临床表现，一般可对休克做出诊断。休克的早期是诊治休克的有利时机，因此在护理中应做好病情的动态观察，及早发现，迅速处理。

一、病情观察

(一)临床观察

(1)神志状态　有无兴奋、烦躁、不安或淡漠、抑郁甚至昏迷。

(2)皮肤　温度、湿度、冷热、充实感。

(3)黏膜　颜色和潮湿度。

(4)甲床　颜色、毛细血管再充盈情况。

(5)周围静脉和颈静脉　充盈或塌陷。

(6)脉搏　脉率、脉律、充盈度。

(7)呼吸　次数、节律、异常呼吸程度。

(8)血压和脉压　是否正常。

(9)体温　偏低或高热。

(10)尿量　每小时尿量、尿 pH 值、尿比重等。

通过对病情的严密观察,有利于判断病情。例如:①四肢湿冷是周围阻力改变的线索;②中心静脉压是血容量变化的线索;③脉压变化是心输出量改变的线索;④尿量变化反映肾脏血流灌注的情况。

(二)病史收集

了解引起休克的各种原因,休克症状发生的时间和经过。了解病人受伤或发病后的救治情况,使用了何种药物,有无伴随症状等。了解休克的严重程度,判断有无重要脏器功能受损。

二、休克程度的估计

临床上常将休克分为轻、中、重三度(表4–4)。

表4–4　休克程度的评估

指标	休克前期	轻度休克	中度休克	重度休克
估计出血量	<15% (760 mL)	15%~25% (1 250 mL)	25%~35% (1 750 mL)	35%~45%及以上 (2 250 mL)
皮肤温度	正常	发凉	发凉	冷湿
肤色	正常	苍白	苍白	苍白到发绀
口渴	轻	轻	口渴	严重口渴

续表 4-4

指标	休克前期	轻度休克	中度休克	重度休克
神志	清楚	清楚和淡漠	淡漠	淡漠到昏迷
血压(kPa)	正常或升高	12～13.3/8～9.3	8～12/5.3～8	5.3～8/2～5.3以下
脉搏(次/min)	正常或略快	100～120	>120	难触及或>120
红细胞压积	0.42	0.38	0.34	<0.30
中心静脉压	正常	降低	明显降低	0
尿量	正常或略少	少尿	5～15 mL	0

(四)四种常见休克的临床鉴别

四种常见休克的临床鉴别见表4-5。

表 4-5　四种常见休克的临床鉴别

指标	低血容量性休克	感染性休克	心源性休克	神经源性休克
肤色及肢端温度	苍白、发凉	有时红、暖	苍白、发凉	红润、温暖
外周静脉充盈度	萎陷	不定	收缩、萎陷	充盈良好
血压	↓	↓	↓	↓
脉率	↑	↑	↑或↓	正常或↓
尿量	↓	↓	↓	正常或↓
中心静脉压	↓	↑或↓	↑	正常
PaO_2	初期↑、晚期↓	↓	↓	正常
$PaCO_2$	↓	↓或↑	初期↓	正常或↓
pH值	↓	↓	↓	不定
红细胞压积	↑或↓	正常	正常	正常

注：↓示降低、减慢或减少，↑示升高或加快。

三、病情判断

(一)辅助检查

1. 实验室检查

血、尿、粪常规检查，血生化检查，凝血功能以及动脉血气分析。

2. 其他检查

胸部 X 射线检查,腹部 B 超检查,血流动力学监测,超声心动图以及血、分泌物细菌学检查等。

(二)血流动力学监测

1. 中心静脉压(CVP)

CVP 代表了右心房或胸腔断腔静脉内压力的变化,可反映全身血容量与右心功能之间的关系。连续监测 CVP,并动态观察其变化趋势,可作为判断、观察和治疗休克的一项指标。CVP 的正常值为 5~10 cmH_2O (0.49~0.98 kPa)。若 CVP<0.49 kPa,提示血容量不足;CVP>10 cmH_2O (1.47 kPa),提示心功能不全或肺循环阻力增高;CVP>20 cmH_2O(1.96 kPa),提示存在充血性心力衰竭。

2. 肺毛细血管楔压

应用 Swan-Ganz 漂浮导管可测得肺动脉压(PAP)和肺毛细血管楔压(PCWP),可反映肺静脉、左心房和左心室的功能状态。PCWP 的正常值为 6~15 mmHg(0.8~2.0 kPa),与左心房内压接近。测定 PCWP 有助于了解左心室功能,是估计输液量和监护输液速度,防止发生肺水肿的一个良好指标。PCWP 过低提示血容量不足;>2.4 kPa (18 mmHg),提示输液过量、心功能不全;>30 mmHg (4.0 kPa)将出现肺水肿。

3. 心排血量

心排血量(CO)是心率和每搏排出量的乘积,可经 Swan-Ganz 导管应用热稀释法测出。成人 CO 的正常值为 4~6 L/min。近来采用冷稀释法持续监测心排血量。

4. 心脏指数

心脏指数(CI)是单位体表面积的心输出量,正常值为 2.5~3.5 L/(min·m^2)。CI 可反映休克时周围血管阻力的改变及心脏功能的情况。休克时,当外周血管阻力降低时,CI 代偿性增高;当周围血管阻力增高时,CI 代偿性下降。

5. 休克指数

正常值为 0.5 左右,对低血容量性休克有一定的参考价值。当休克指数≈1,提示血容量丧失 20%~30%;当休克指数为 1~2,提示血容量丧失 30%~50%。

第三节 急救处理

不同原因引起的休克,具有共同的临床表现综合征,应针对不同原因和不同的发展阶段采取相应的治疗措施。救护的原则:尽早去除病因,迅速恢复有效循环血量,纠正微循环障碍,恢复组织灌注,改善心脏功能,恢复正常代谢和防止多器官功能损害。

(一)紧急处理

1. 处理引起休克的原发伤或病

措施包括创伤处包扎、固定、制动和控制大出血等。有活动性出血的病人,除补充血容量外,应尽快止血。对于表浅伤口或四肢血管出血,可采用局部压迫止血或扎止血带止血,必要时可使用抗休克裤止血。若出现胸、腹部脏器破裂或大血管破裂,应在快速扩容的同时积极手术止血。

2. 体位

取中凹卧位,将头和躯干抬高20°~30°,下肢抬高15°~20°,以增加回心血量和有利于呼吸。

3. 补液

立即开放两条以上的静脉通道,补充血容量。

4. 保持呼吸道通畅

头部仰伸,清除口咽部异物,早期通过鼻导管或面罩给氧,改善缺氧状态。严重呼吸困难者,可作气管插管或气管切开。

5. 保暖

对于面色苍白、四肢湿冷者注意保暖。

6. 镇痛

疼痛剧烈时,可肌内注射或静脉注射吗啡或哌替啶,但病因未明者禁用镇痛剂。

(二)补充血容量

建立良好静脉通道,迅速补足有效循环血量是治疗休克最基本和首要的措施,也是纠正休克引起的组织低灌注和缺氧状态的关键。原则是及时、快速、足量,失血补血,失水补水,丢失多少补多少。在连续监测血压、CVP和尿量的基础上,判断补液的量、速度(表4-6)。一般是先输入扩容作用迅速的晶体液或电解质溶液(如生理盐水、5%葡萄糖氯化钠注射液、平衡盐溶液等),再输入扩容作用持久的胶体液(如低分子右旋糖酐、全血、血浆、706代血浆等)。近年来发现3.0%~7.5%的高渗溶液用于休克复苏效果较好,尤其是对输血条件受限或无法实施大量补液的病人。

表 4-6　中心静脉压与补液的关系

CVP	血压	原因	处理原则
低	低	血容量相对不足	充分补液
低	正常	心肌收缩力良好，血容量不足	适当补液，注意改善心功能
高	低	心功能不全或血容量相对过多	强心剂，纠正酸中毒，扩张血管
高	正常	容量血管过度收缩，肺循环阻力增加	扩张血管
正常	低	心功能不全或血容量不足	补液实验★

★补液实验：在 5～10 min 内快速输液 100～200 mL，如 CVP 不升高、血压升高，提示血容量不足，如 CVP 立即上升 0.3～0.5 kPa，提示心功能不全。

(三)应用血管活性药物

血管活性药物能辅助扩容治疗，可迅速升高血压，又能改善心脏、脑血管、肾等内脏器官的组织灌注。按其作用分为血管收缩剂、血管扩张剂和强心药。

1. 血管收缩剂

具有收缩血管作用，主要有多巴胺、去甲肾上腺素和间羟胺等。用于休克时微血管扩张阶段，增加周围循环阻力，改善微循环，能暂时升高血压，但会加重组织缺氧，所以应慎用。

使用血管收缩剂的注意事项：①血管收缩药物较少单独应用；②治疗过敏性休克可用拟肾上腺药物治疗，如肾上腺是治疗的主要手段；③在休克早期可一边扩容一边应用小剂量的血管收缩剂维持血压，以保证心、脑等重要脏器的供血。

2. 血管扩张剂

对微血管有明显的扩张作用，主要有 α 受体阻滞剂（如酚妥拉明、酚苄明等）和抗胆碱能药物（如阿托品、山莨菪碱和东莨菪碱等）。应用于休克早期微血管痉挛性收缩阶段，可解除小动脉痉挛，关闭动-静脉短路，扩张微循环，提高组织器官的血液灌注量，使血压回升，但当血管容量扩大，血容量相对不足可能导致血压下降。

使用血管扩张剂的注意事项：①必须在补足有效血容量的基础上才能使用；②输注时必须由低浓度、慢速度开始，切忌输液开始就高浓度、大剂量、快速给药，而且切忌忽快忽慢；③在用药无效时，应仔细查找原因，不能盲目加大剂量；④必须注意纠正酸中毒和电解质紊乱；⑤必要时可以与血管收缩剂联合使用。

3. 强心药

对于心功能不全的病人，可给予强心药，主要有多巴胺、多巴酚丁胺和毛花苷丙（西地兰），可增强心肌收缩力、减慢心率、增加心输出量。常用血管活性药见表 4-7。

表 4-7　常用抗休克的血管活性药物

药物	去甲肾上腺素	间羟胺	多巴胺	异丙肾上腺素	酚妥拉明	阿托品	消旋山莨菪碱
交感受体 α（血管）	+++	++	+	-	-	胆碱能神经阻断	同阿托品
交感受体 β（心脏）	+	+	++	+++	+		
心率	+(-)	0(-)	+(-)	+++	+	+++	+++
心输出量	+	+	+	+++	+	+	+
小动脉收缩	+++	++	+	-	-	-	-
静脉收缩	+++	++	-	-	-	-	-
肾动脉收缩	+++	+	-	-	-	-	-
剂量与用法	4 ~ 8 mg/500 mL 静脉滴注，维持收缩压 12 ~ 13.3 kPa	15 ~ 100 mg/500 mL 静脉滴注，20 ~ 30/min	100 ~ 200 mg/250 mL 静脉滴注，维持收缩压 12 ~ 13.3 kPa	1 ~ 2 mg/500 mL 缓慢静脉滴注	5 ~ 10 mg/250 mL 静脉滴注	1 ~ 2 mg/次静脉滴注 15 ~ 30 min 可重复，按病情酌定	10 ~ 40 mg/次，用法同阿托品
不良反应	渗漏皮下可致皮肤坏死，高浓度可损害肾功能		大剂量可引起心律失常	心率加快、心律失常	血压下降	心率加快、体温升高、兴奋不安、尿潴留、瞳孔散大	同阿托品

（四）纠正酸碱平衡失调

在休克早期，病人由于过度换气，可引起低碳酸血症、呼吸性碱中毒。随着休克的进展，微循环灌注不足，组织缺氧加重，产生大量的酸性代谢产物，从而出现代谢性酸中毒。纠正酸碱平衡失调的根本措施是恢复有效循环血量和改善组织灌注状态。轻度酸中毒病人给予扩容治疗，如输入平衡盐溶液，无需应用碱剂药物即可缓解。对于酸中毒明显，经扩容治疗不能纠正者，可应用碱剂药物如5%碳酸氢钠溶液予以纠正。

（五）DIC 的防治

DIC 的预防和治疗，应早期发现，及时处理，充分扩容改善微循环，防止微血栓的形成。早期应用足量抗凝药物，对于轻症的 DIC 可采用补充血容量，纠正酸中毒等措施或用丹参、潘生丁等较缓和的抗凝药物；对于重症的 DIC，首选肝素，一般 1.0 mg/kg，6 h 一次。DIC 晚期，由于纤维蛋白溶解系统机能亢进，可使用抗纤溶药物，如氨甲苯酸、氨基己酸、阿司匹林等。

(六)激素的应用

对于严重的顽固性休克、感染性休克和心源性休克的病人,主张早期、足量、短程使用肾上腺皮质激素,可以降低病人的死亡率,如地塞米松 1 ~ 3 mg/kg,一般只用 1 ~ 2 次,对于严重休克者可适当延长应用时间。

(七)纳洛酮的应用

吗啡类拮抗剂纳洛酮,可改善组织血液灌流和防止细胞功能失常,能升高血压。用量 0.8 ~ 1.2 mg/d 稀释后静脉滴注。

(八)呼吸功能的支持

保持呼吸道通畅,维持有效的通气功能,必要时行气管插管或气管切开,或上呼吸机辅助呼吸。给氧,限制液体输入,强心,利尿,使用抗生素注意避免肺部感染。

(九)肾功能的支持

休克时由于创伤性出血、感染引起低血容量与低血压,导致少尿及急性肾功能衰竭,应尽早改善肾血流量,越早越好。如出现少尿或无尿,进行纠酸、扩容后仍无好转时,提示肾功能有不同程度的损害,并需注意非少尿性肾功能衰竭的监测。若创伤后出现肾功能不全,需及时补充血容量。若扩容后,血压恢复正常但病人仍出现少尿,应使用利尿剂,需注意水、电解质失衡。

(十)中医中药治疗

休克属于“厥证”“脱证”,多表现微“亡阳”,治疗需回阳固脱,可用独肾汤、四逆汤。而休克的晚期表现为阴阳俱脱,亡阴亡阳,治疗回阳固阴,可用回阳救急汤或生脉饮加独参汤。

第五章
应急与转运技术

第一节　气管内插管、切开置管术

气管内插管和气管切开置管，是解除呼吸道梗阻、保证呼吸道通畅、抽吸下呼吸道分泌物和进行辅助呼吸的有效途径。

一、气管内插管术

气管内插管是通畅气道的最有效方法，也是建立人工气道的可靠途径。它不仅便于清除呼吸道分泌物，维持气道通畅，还为给氧、人工通气、气管内给药等提供条件。因此，在危重病人的治疗和抢救中具有极其重要的作用。

（一）适应证

（1）窒息或呼吸、心搏骤停者。

（2）各种原因引起的呼吸衰竭。

（3）上呼吸道分泌物过多，且不能自行咳出，需行气管内吸引者。

（4）气道梗阻。

（5）各种全麻或静脉复合麻醉者。

（6）需经气管插管做呼吸道疾病的诊断和治疗者。

（二）禁忌证

（1）喉头水肿、气道急性炎症、喉头黏膜下血肿、插管创伤引起的严重出血等。

（2）咽喉部烧灼伤、肿瘤或异物存留者。

（3）主动脉瘤压迫气管者，插管易造成动脉瘤损伤出血。

（4）下呼吸道分泌物潴留难以从插管内清除者，应行气管切开置管。

(5)颈椎骨折、脱位者。

(三)物品准备

备气管插管包或插管盘,含以下物品。

1. 喉镜

由喉镜柄和喉镜片组成。喉镜片是插管时伸入口腔咽喉部显露声门的部分,使用前应检查镜片近尖端处的电珠有无松动,是否明亮。镜片有直、弯两种类型,分成人、儿童、幼儿用3种规格。成人常用弯型,操作时可不挑起会厌,从而减少对迷走神经的刺激。

2. 气管导管和管芯

多用带气囊的硅胶管。一般成年男性经口插管用F 36~40号,成年女性用F 32~36号。鼻腔插管应相应小2~3号,且不带套囊。小儿可按以下公式选择导管:1~7岁,号数=年龄+19;8~10岁,号数=年龄+18;11~14岁,号数=年龄+16。管芯的作用是使导管保持一定弯度,以适应病人情况,有利于插管操作。可用细金属条,长度以插入导管后其远端距离导管开口0.5 cm为宜。一般导管进入声门即应拔出管芯,再使导管深入,否则易造成气管损伤。

3. 其他

另备喷雾器(内装1%丁卡因或其他局麻药)、插管钳、吸引装置、牙垫、胶布、消毒凡士林等。

(四)操作方法

插管的路径可分为经口腔和经鼻腔插管,还可根据插管时是否利用喉镜暴露声门分为明视插管和盲探插管两种方法。

1. 经口明视插管术

该方法是最方便而常用的插管方法,也是快速建立可靠人工气道的方法。操作关键在于用喉镜暴露声门,若声门无法暴露,易导致插管失败或出现较多并发症。其禁忌证或相对禁忌证包括:①呼吸衰竭不能耐受仰卧位的病人;②由于张口困难或口腔空间小,无法经口插管者;③无法后仰者(疑有颈椎骨折者)。

(1)体位　病人仰卧,头、颈、肩相应垫高,使头后仰并抬高8~10 cm。

(2)开口　操作者位于病人头侧,用右手拇指推开病人的下唇和下颌,示指抵住上门齿,以二指为开口器,使嘴张开。

(3)暴露会厌　待口完全张开时,操作者左手持喉镜,使带照明的喉镜呈直角倾向喉头,沿右侧口角置入,轻柔地将舌体推向左侧,使喉镜片移到正中,见到悬雍垂(此为暴露声门的第1个标志)。然后顺舌背弯度置入,切勿以上切牙为支点,将喉镜柄向后压以免碰到上切牙。喉镜进入咽部即可见到会厌(此为暴露声门的第 2 个标志)。

(4)暴露声门　看到会厌后,如用直喉镜可显露声门。如用弯喉镜,见到会厌后必须将喉镜片置入会厌与舌根交界处,再上提镜片,才能使会厌翘起,上贴喉镜,显露声门(图 5-1)。如果喉镜未达此处即上提镜片,由于会厌不能翘起,舌体隆起挡住声门,可影响插管操作。声门呈白色,透过声门可见呈暗黑色的气管,声门下方是食管黏膜,呈鲜红色并关闭。

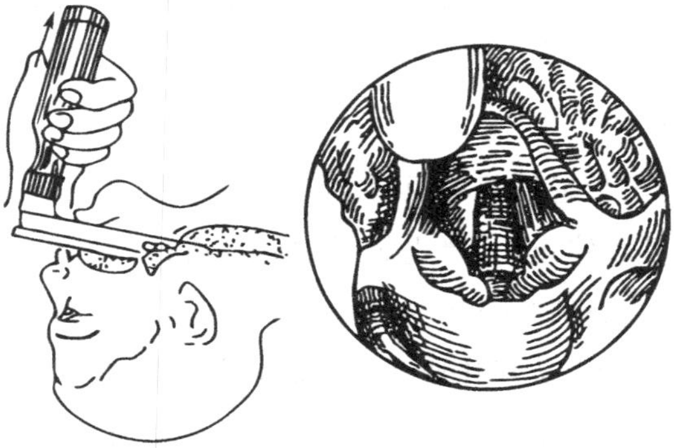

图 5-1　喉镜挑起会厌腹面暴露声门

(5)插入导管　暴露声门后,右手持已润滑好的导管,将其尖端斜口对准声门,在病人吸气末(声门打开时),轻柔地随导管沿弧形弯度插入气管内(图 5-2)。过声门 1 cm 后应将管芯拔出,以免损伤气管。将导管继续旋转深入气管,成人 5 cm,小儿 2 ~ 3 cm。

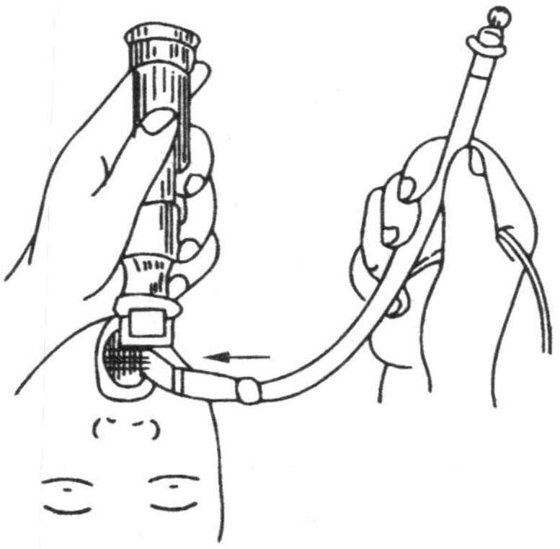

图 5-2　气管插管时持管与插入

(6)确认插管部位　导管插入气管后,立即塞入牙垫,然后退出喉镜。检查确认导管在气管内,而非在食管内。可将耳凑近导管外端,感觉有无气体进出。若病人呼吸已停止,可用嘴对着导管吹入空气或用呼吸囊挤压,观察胸部有无起伏运动,并用听诊器听两肺呼吸音,注意是否对称。如果呼吸音不对称,可能为导管插入过深,进入一侧支气管所致,可将导管稍后退,直至两侧呼吸音对称。

(7)固定　证实导管已准确插入气管后,用长胶布妥善固定导管和牙垫。

(8)气囊充气　向导管前端的气囊内注入适量空气(3 ~5 mL),注气量不宜过大,以气囊恰好封闭气道不漏气为准。以免机械通气时漏气或呕吐物、分泌物倒流入气管。

(9)吸引　用吸痰管吸引气道分泌物,了解呼吸道通畅情况。

2.经鼻盲探插管术

适应证与经口插管的禁忌证基本相同,经口途径有困难时再考虑经鼻途径。禁忌证或相对禁忌证包括:①呼吸停止;②严重鼻或颌面骨折;③凝血功能障碍;④鼻或鼻咽部梗阻,如鼻中隔偏曲、息肉、囊肿、脓肿、水肿、变应性鼻炎、异物、血肿等;⑤颅底骨折。

(1)术前检查病人鼻腔有无鼻中隔歪曲、息肉及纤维瘤等,选择合适的鼻孔,必要时鼻腔内滴数滴呋麻滴鼻液,并作表面麻醉(2%利多卡因喷雾剂)。

(2)选择合适的导管(不带气囊),润滑导管,可向插管侧鼻孔滴入少量液状石蜡。

(3)病人体位同前。操作时导管一进入鼻腔就将导管与面部呈垂直方向插入鼻孔,使导管沿下鼻道推进,经鼻后孔至咽腔,切忌将导管向头顶方向推进,否则极易引起严重出血。操作者可一边注意倾听通过导管的气流,一边用左手调整头颈方向角度,当感到气流最强烈时,迅速在吸气相时推入导管(图5-3),通常导管通过声门时病人会出现强烈咳嗽反射。

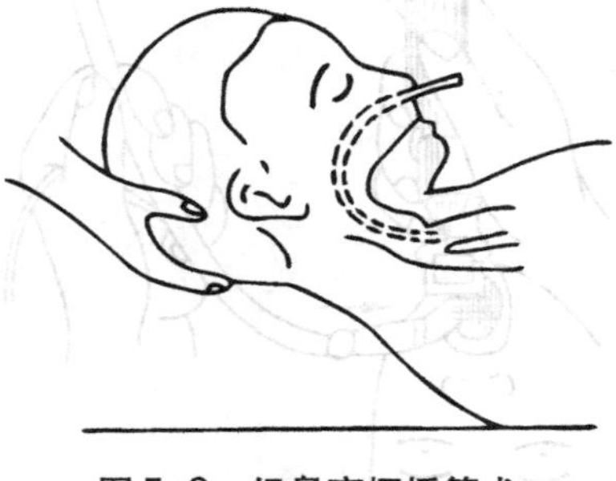

图5-3　经鼻盲探插管术

(4)如果推进导管时呼吸气流声中断,提示导管误入食管,或进入舌根会厌间隙。应稍稍退出，重试。插入后务必确认导管在气管内，而不是在食管内。

(5)反复尝试插管易造成喉头水肿、喉痉挛及出血，引起急性缺氧，诱发心搏骤停。建议在3次不成功后改其他方法。

3. 经鼻明视插管术

气管导管通过鼻腔方法同盲插，声门暴露方法基本同经口明视插管法。当导管通过鼻腔后，用左手持喉镜显露声门，右手继续推进导管进入声门，如有困难，可用插管钳夹持导管前端送入声门。检查确认导管位置并同定。

二、气管切开置管术

(一)适应证

1. 喉阻塞

喉部炎症、肿瘤、外伤、异物等引起的严重喉阻塞，导致呼吸困难、窒息者。

2. 下呼吸道分泌物潴留

各种原因引起的下呼吸道分泌物潴留，可考虑气管切开，如重度颅脑损伤、呼吸道烧伤、严重胸部外伤、颅脑肿瘤、昏迷、神经系统病变等。

3. 预防性气管切开

对于某些口腔、鼻咽、颌面、咽、喉部大手术，为便于麻醉和防止血液流入下呼吸道，可行气管切开(目前由于气管插管术的广泛应用，预防性气管切开已较以前减少)。颈部外伤伴有咽喉或气管、颈段食管损伤者，对于损伤后立即出现呼吸困难者，应及时施行气管切开；无明显呼吸困难者，应严密观察，作好气管切开手术的一切准备。一旦需要，即行气管切开。

4. 取气管异物

气管异物经内镜下钳取不成功，估计再取有窒息危险，或无施行气管镜检查设备和技术者，可经气管切开途径取出异物。

5. 呼吸功能受损严重

需要较长时间应用呼吸机辅助呼吸者。

(二)禁忌证

严重出血性疾病或气管切开部位以下占位性病变引起的呼吸道梗阻者。

(三)物品准备

气管切开包，包括弯盘1个，药杯1个，5 mL注射器1支，6号、7号针头各1根，3号刀柄2个,尖刀片和圆刃刀片各1片,气管拉钩2个,有齿镊2把,无齿镊1把,蚊式钳4把,手术剪2把(尖头、弯头各1把),拉钩4个(大小各2个),持针钳1把,三角缝针2根,洞巾1块,气管垫2块,缝线2卷,纱布6块,气管套管1套(成人4~6号,小儿0~3号)。另备无菌手套、消毒用品、1%普鲁卡因、生理盐水、吸引器、吸痰管、照明灯等。

(四)操作方法

1. 体位

病人仰卧,肩下垫一小枕,下颌须对准颈静脉切迹(胸骨上切迹),保持正中位,以便暴露和寻找气管。呼吸困难不能仰卧的病人亦可采取坐位或半坐位,头稍向后仰。小儿应由助手协助固定其头部。

2. 消毒铺巾

颈部皮肤常规消毒,操作者戴无菌手套,铺洞巾。

3. 麻醉

用1%普鲁卡因于颈前中线做局部浸润麻醉,自甲状软骨下缘至颈静脉切迹,小儿可沿胸锁乳突肌前缘及甲状软骨下缘,做倒三角浸润麻醉。如情况紧急或病人深昏迷,麻醉可不必考虑。

4. 切口

操作者用左手拇指及中指固定环状软骨,示指置于环状软骨上方,右手持刀自环状软骨下缘至颈静脉切迹做纵切口(图5-4)。

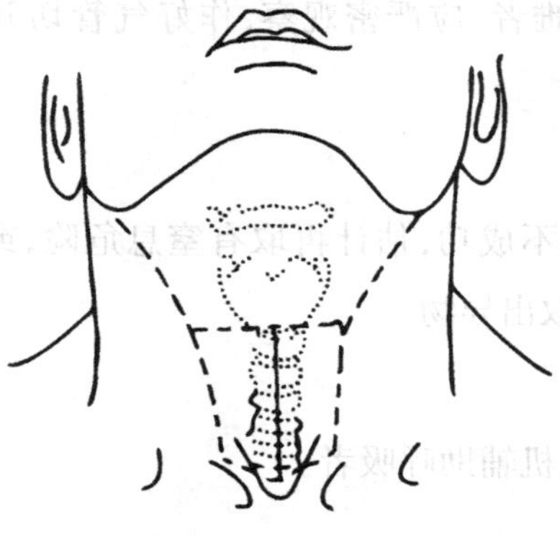

图5-4　气管切开部位(实线)

5. 分离组织

切开皮肤、皮下组织和颈浅筋膜，分离颈前组织，分离舌骨下肌群，即可见甲状腺覆盖在气管前壁，大致相当于气管第 1 ~ 4 环处。若甲状腺峡部不过宽，只要将其上拉，就可暴露气管；若峡部较宽，可用血管钳将其分离夹住，于正中切断后缝扎，应向两侧拉开，使气管前壁得到良好暴露。

6. 确认气管

用示指触摸有一定弹性及凹凸感。不能确认时，可用注射器穿刺，抽出气体即为气管。此在儿童尤为重要。

7. 切开气管

一般在第 3、4 或 4、5 软骨环之间，切开气管时应用尖刀头自下向上挑开，注意刀尖不宜插入过深，以免刺穿气管后壁，并发气管食管瘘。

8. 插入气管套管

撑开气管切口，插入气管套管，当即有气体及分泌物喷出，用吸引器吸出分泌物。

9. 固定气管套管

用系带缚在病人颈部，于颈后正中打结。如皮肤切口较长，在切口上方缝合 1 ~ 2 针。套管下方创口不予缝合，以免发生皮下气肿，并便于伤口引流。用剪开的纱布块，夹于套管两侧，覆盖伤口。

(五)常见并发症

1. 早期并发症

窒息或呼吸困难，出血，手术损伤邻近的食管、喉返神经、胸膜顶，气胸或纵隔气肿，环状软骨损伤。

2. 中期并发症

气管、支气管炎症，气管腐蚀和大出血，高碳酸血症，肺不张，气管套管脱出，气管套管阻塞，皮下气肿，吸入性肺炎和肺脓肿。

3. 后期并发症

顽固性气管皮肤瘘管，喉或气管狭窄，气管肉芽组织过长，气管软化，拔管困难，气管食管瘘，气管切开伤口瘢痕高起或挛缩。

第二节　环甲膜穿刺、切开置管术

一、环甲膜穿刺术

环甲膜穿刺术主要用于上呼吸道梗阻的现场急救。各种原因引起的上呼吸道梗阻，在短时间内不能建立其他人工气道时均可使用。它是临时急救措施，常能达到起死回生的效果，故医护人员必须掌握。

(一)适应证

(1)各种原因所致上呼吸道完全或不完全阻塞。

(2)牙关紧闭经鼻气管插管失败。

(3)3 岁以下儿童不宜做环甲膜切开者。

(4)气管内给药。

(二)禁忌证

有出血倾向者禁用。

(三)用物

环甲膜穿刺针或 16 号抽血用粗针头、无菌注射器、1% 丁卡因(地卡因)溶液或所需的治疗药物、给氧装置。

(四)操作方法

1. 方法一

病人取仰卧位，头尽量后仰。操作者打开切开包，戴好无菌手套，消毒局部皮肤，铺孔巾，用左手拇指、示指分别固定穿刺点两侧皮肤，右手持注射针头在左手拇指与示指之间垂直刺向环甲膜，有落空感提示已进入喉腔，病人可出现反射性咳嗽。若穿刺准确，立即有气流冲出，此时应立即停止进针，以免进针过深伤及喉后壁及其深部结构。若上呼吸道梗阻的症状不足以改善或解除，可再插 2 ~ 3 根穿刺针。

2. 方法二

病人体位同前。操作者戴无菌手套，消毒进针部位皮肤，铺好孔巾，左手固定皮肤，右手用一根长 5 ~ 10 cm 的外套管针，以 45°角进针，边进针，边抽气，抽气顺畅提示进入喉腔，再送入套管针少许，然后取出针芯，外套管继续向下置于气管腔内，外套管的外端接上连接管，并与呼吸机相连，进行高频通气。若上呼吸道完全阻塞难以排气，需再插一根粗针头进入气管腔，以便排气。

由于环甲膜穿刺会引起喉水肿、声带损伤而造成声门狭窄的严重后遗症。因此最好在 48 h 内排除气道梗阻或改换气管切开。

二、环甲膜切开置管术

（一）适应证

（1）异物、颌面和喉外伤、会厌软骨炎、喉痉挛或肿瘤等引起完全或不完全气道梗阻者。

（2）昏迷或脑外伤后咳嗽反射消失而导致呼吸道分泌物潴留者。

（3）牙关紧闭经鼻气管插管反复失败者。

（4）疑有颈椎骨折脱位或老年性颈椎退行性变，需做气管切开者。

（5）心脏直视手术需做胸骨正中切开为避免因正规气管切开而引起交叉感染者。

（二）禁忌证

小于 10 岁、喉挤压伤、喉肿瘤、声门下狭窄、进展性血肿、凝血机能障碍，医生未经培训或经验、技巧不足。

（三）用物

有条件时，可备气管切开全套用物，无条件时用无菌小刀、止血钳、橡胶管代替。

（四）操作方法

（1）病人取仰卧位，头后仰，喉头充分向前突出。病情允许时可将肩部垫高 20 ~ 30 cm。

（2）常规消毒颈部皮肤，操作者戴无菌手套，铺无菌巾。紧急时，可不考虑局部消毒。

（3）左手示指触及甲状软骨下缘和环状软骨上缘，再用示指和拇指固定甲状软骨侧板，右手用小刀或其他替代物，在膜上部做一横切口，长 2 ~ 3 cm，分离其下组织，暴露环甲膜，横行切开约 1 cm，并迅速将刀背旋转 90°，或用血管钳撑开切口，插入气管套管或橡胶管，建立通气道，并妥善固定。

（五）注意事项

（1）进刀时，用力不可过猛，以免损伤气管后壁结构。

（2）切忌损伤环状软骨，以免造成喉狭窄、发音困难等严重并发症。

（3）切口应尽量靠近环状软骨上缘，以免损伤环甲动脉吻合支。

(4)环甲膜切开置管术只是应急手术,带管时间不得超过48 h,以免因发生感染和瘢痕组织形成而后遗喉狭窄。病人呼吸困难缓解,危急情况好转后,仍应作常规气管切开术。

第三节　动、静脉穿刺置管术

一、静脉穿刺置管术

静脉穿刺插管术是指经皮肤直接穿刺锁骨下静脉、颈内静脉和股静脉等深静脉,并插入导管的置管方法。

(一)适应证

(1)血流动力学监测,包括测定中心静脉压、血流导向气囊导管(Swan-Ganz 漂浮导管)监测等。

(2)需快速输液或四肢静脉输液困难者。

(3)全胃肠外营养,或者需要输入浓度较高、有刺激性液体时。

(4)心导管检查。

(5)安装心脏起搏器。

(二)物品准备

清洁盘、深静脉穿刺包、中心静脉导管、穿刺套管针、扩张管、生理盐水、5 mL 注射器及针头、1% 普鲁卡因。

(三)操作方法

1. 锁骨下静脉穿刺置管术

(1)病人体位　尽可能取头低15°的仰卧位,头转向穿刺对侧,使静脉充盈,减少空气栓塞发生的机会。重度心力衰竭等病人不能平卧时,可取半卧位穿刺。

(2)穿刺点定位　一般首选右锁骨下静脉,以防损伤胸导管。可经锁骨下及锁骨上两种进路穿刺。

1)锁骨下进路:取锁骨中、内1/3交界处,锁骨下方约1 cm为穿刺点,针尖向内,轻向上指,向同侧胸锁关节后上缘进针,如未刺入静脉,可退针至皮下,针尖改指向甲状软骨下缘进针,也可取锁骨中点、锁骨下方1 cm处,针尖指向颈静脉切迹进针。针身与胸壁呈15°~30°角，一般刺入2~4 cm可入静脉。此点便于操作，临床曾最早应用，但如进针过深易引起气胸，故目前除心肺复苏时临时给药外，已较少采用。

2）锁骨上进路：取胸锁乳突肌锁骨头外侧缘、锁骨上方约1 cm处为穿刺点，针身与矢状面及锁骨各成45°角，在冠状面呈水平或向前略偏呈15°角，指向胸锁关节进针，一般进针1.5~2.0 cm可进入静脉。此路指向锁骨下静脉与颈内静脉交界处，穿刺目标范围大，成功率常较颈内静脉穿刺为高，且安全性好，可避免胸膜损伤或刺破锁骨下动脉。

（3）穿刺　检查中心静脉导管是否完好，用生理盐水冲洗，排气备用。常规消毒皮肤，铺洞巾。1%普鲁卡因2~4 mL局部浸润麻醉。取抽吸有生理盐水3 mL的注射器，连接穿刺针按上述穿刺部位及方向进针，入皮下后应推注少量盐水，将可能堵塞于针内的皮屑推出，然后边缓慢进针边抽吸，至有落空感并吸出暗红血液，示已入静脉。

（4）置管　取腔内充满生理盐水的静脉导管自针尾孔插入。注意动作轻柔，如遇阻力应找原因，不可用力强插，以防损伤甚至穿通血管。导管插入后回血应通畅，一般插入深度不超过12~15 cm，达所需深度后拔除穿刺针，于穿刺口皮肤缝一针，固定导管，无菌敷料包扎。

2. 颈内静脉穿刺置管术

（1）病人体位　取头低15°~30°角的仰卧位，头转向穿刺对侧。

（2）穿刺点定位　一般选择右侧颈内静脉。依照穿刺点与胸锁乳突肌的关系分3种进路。

1）前路：在胸锁乳突肌前缘中点（距中线约3 cm），术者用左手食、中指向内推开颈总动脉后进针，针身与皮面呈30°~50°角，针尖指向锁骨中、内1/3交界处或同侧乳头。

2）中路：由胸锁乳突肌的锁骨头、胸骨头和锁骨组成的三角形称胸锁乳突肌三角，在其顶端处（距锁骨上缘约2~3横指）进针，针身与皮面（冠状面）呈30°角，与中线平行，指向尾端。

3）后路：在胸锁乳突肌外缘中、下1/3交界处进针，针身水平位，在胸锁乳突肌深部向胸骨柄上窝方向穿刺。针尖勿向内侧过深刺入，以防损伤颈总动脉。

（3）穿刺　常规消毒皮肤，铺洞巾。局部浸润麻醉。按上述相应进针方向及角度试穿，进针过程中持续轻轻回抽注射器，至见回血后，记住方向、角度及进针深度后拔针。

（4）置管　进针点皮肤用尖刀切一小口，必要时用扩张管扩张，在导引钢丝引导下插入中心静脉导管，取出导引钢丝，缝合2针固定导管，无菌敷料包扎，胶布固定。

3. 股静脉穿刺置管术

（1）病人体位　取仰卧位，穿刺侧的大腿放平，稍外旋、外展。

(2)穿刺点定位　先摸出腹股沟韧带和股动脉搏动处。在腹股沟韧带内、中1/3的交界外下方二指(约3 cm)处,股动脉搏动点内侧约1 cm处,定为穿刺点。

(3)穿刺　常规消毒皮肤后,以左手示指扪及股动脉后,向内移1 cm左右,即以示指、中指分开压迫股静脉,右手持穿刺针,由穿刺点向上呈45°~60°角斜刺或垂直穿刺,边进针边抽吸,如抽得血液表示已刺入股静脉内。如未抽到回血,可继续进针,直至针尖触及骨质,再边退针边抽吸。

(4)抽得静脉回血后,操作同上。

二、动脉穿刺置管术

(一)适应证

(1)重度休克病人需经动脉注射高渗葡萄糖注射液及输血等,以提高冠状动脉灌注量及增加有效血容量。

(2)施行某些特殊检查,如选择性动脉造影及左心室造影。

(3)危重及大手术后病人有创血压监测。

(4)施行某些治疗,如经动脉注射抗癌药物行区域性化疗。

(5)需动脉采血检验,如血气分析。

(二)禁忌证

(1)桡动脉侧支循环试验(Allen)试验阳性。

(2)处于高凝状态者。

(3)有出血倾向者。

(4)正在进行抗凝治疗的病人。

(三)物品准备

注射盘、无菌注射器及针头、肝素注射液。动脉穿刺插管包,内含弯盘1个、洞巾1块、纱布4块、2 mL注射器1支、动脉穿刺套管针1根,另加三通开关及相关导管、无菌手套、1%普鲁卡因、动脉压监测仪等。

(四)操作方法

(1)确定穿刺部位,常用股动脉、肱动脉、桡动脉等,以左手桡动脉为首选。

(2)常规消毒皮肤,术者戴无菌手套,铺洞巾。

(3)于动脉搏动最明显处,用两指上下固定欲穿刺的动脉,两指间隔0.5~1 cm供进针。

(4)右手持注射器或动脉插管套针(应先用1%普鲁卡因1~2 mL于进针处皮肤做局部麻醉),将穿刺针与皮肤呈15°~30°角朝向近心方向斜刺向动脉搏动点。如针尖部传来搏动感,表示已触及动脉,再快速推入少许,即可刺入动脉。若为动脉采血,可待注射器内动脉血回流至所需量即可拔针;若为动脉插管,应取出针芯,如见动脉血喷出,应立即将外套管继续推进少许,使之深入动脉内以免脱出,而后根据需要,接上动脉压监测仪或动脉加压输血装置等。如拔出针芯后无回血,可将外套管缓慢后退,直至有动脉血喷出。若无,则将套管退至皮下插入针芯,重新穿刺。

(5)操作完毕,迅速拔针,用无菌纱布压迫针眼至少5 min,以防出血。

三、动、静脉置管术后的护理

(一)常规护理

(1)固定妥善,防止脱出。严密观察插管局部有无渗血、渗液。

(2)保持导管的通畅,防止受压、扭曲和堵塞。

(3)加强心理护理,在整个检查、治疗、监护的过程中要有专人护理,随时询问病人的感觉,帮助病人分析其原因,教给病人解决问题的办法,给予精神鼓励、心理支持和生活的全面照顾。

(二)并发症的预防及护理

1.血栓形成

血栓栓塞是动静脉插管术后最常见的并发症,造成的原因较多,主要与病人的防御反应加强、血液循环的速度减慢、血容量不足和血液黏稠度增高等因素有关。护理中要重视预防血栓的形成,减少栓塞的发生。其预防措施如下。

(1)为减小血栓形成的概率,应选择管径适宜、管腔粗细一致、质地较柔软的导管进行插管。

(2)导管要固定牢固,减少移动,从而减轻血管壁的损伤,防止血栓形成。

(3)用肝素溶液冲洗导管,以维护导管通畅和预防血栓形成。一般情况下在0.9%生理盐水500 mL中加入肝素50~100 mg,用持续冲洗器、微量泵或输液器持续缓慢滴注,进行冲洗;也可用1%肝素盐水0.5~1 mL定时或根据需要从输液器莫非氏滴管中加入导管或直接经导管口注入导管,在推注时,一旦遇到阻力切不可强行注入,以免引起血栓脱落,造成人为血栓栓塞。

(4)尽量缩短导管留置的时间。一般不超过72 h,因为最安全的留置时间应该是48~72 h,时间再长血栓发生的概率将成倍增加。

(5)加强置管侧肢体的观察与护理。一方面要严密观察肢体的温度、皮肤颜色、肢体的感觉及有无肿胀和疼痛等情况，以了解肢体供血情况，有助于及早发现栓塞的迹象，迅速加以纠正。另一方面，要帮助病人按摩肢体肌肉，活动关节，以促进肢体血液循环，减少血栓形成。

2. 感染

导管感染在动静脉插管术后的发生率也较高，感染与许多因素有关，如机体抵抗力下降、用物的污染、无菌操作不严格及置管时间过长等，要加强护理。

(1)慎重选择置管部位，一般情况下要尽量避开会阴部、焦痂及创面等处，以减少感染机会。

(2)术前要认真准备皮肤，术中要严格无菌操作，术后要减少污染。

(3)加强导管入口处及周围皮肤的护理，保持其干燥、无菌。每 24 h 更换敷料一次，若有污染，应随时更换。在更换敷料时，要观察伤口有无红、肿、热、痛等炎症反应，有无出血倾向。一切正常，可用碘伏消毒，用无菌敷料重新敷盖伤口。

(4)所有用物均应保持无菌状态，每 24 h 更换一次。

(5)若发现导管少量脱出，不可随手送入血管。要经碘酒和酒精消毒后方可重新送回血管。

(6)增强病人的抵抗力，必要时可用抗生素治疗，并争取尽早拔管。

3. 出血

引起出血的原因：插管时反复血管穿刺加重了血管壁损伤、插管后常规抗凝用药、护理不当致导管连接处松脱、拔管后按压血管时间过短等。针对这些原因可采取以下护理措施。

(1)插管时要求技术娴熟，动作轻柔、稳准，避免反复穿刺加重血管壁的损伤。

(2)所有的接头都要衔接紧密，“三通”开关的位置要正确，否则会导致快速出血。

(3)动脉插管后穿刺部位要加压包扎，必要时用 1 kg 重的沙袋压迫 6 ~ 12 h。

(4)插管后要严密观察出血倾向，如伤口有无渗血、牙龈有无出血，必要时进行凝血时间的监测。

(5)拔管后立即局部按压 10 min，以减少血肿的形成。

4. 气胸

主要因为锁骨下静脉插管时伤及胸膜腔和肺尖所致。预防的关键是熟悉局部解剖，正确操作。术后要注意观察病人呼吸，一旦出现呼吸急促或呼吸困难，应及时与医生取得联系。

第四节　导尿及膀胱穿刺术

导尿术是在严格无菌操作下用无菌导尿管自尿道插入膀胱引出尿液的方法。常用于尿潴留，留尿作细菌培养，准确记录尿量，了解少尿或无尿原因，测定残余尿量、膀胱容量及膀胱测压，注入造影剂，膀胱冲洗，探测尿道有无狭窄及盆腔器官术前准备等。

膀胱穿刺术适用于急性尿潴留导尿术未成功，而又急需排尿或送检尿标本者。

一、导尿术

（一）适应证

（1）各种原因引起的尿潴留。

（2）膀胱容量、残余尿量测定。

（3）尿动力学检查、膀胱测压。

（4）膀胱及尿道造影检查。

（5）膀胱药物灌注或膀胱冲洗。

（6）无菌法尿标本收集及尿细菌培养标本的收集。

（7）尿道长度测定，探查尿道有无狭窄，了解少尿或无尿的原因。

（8）膀胱注水测漏试验，了解有无膀胱破裂存在。

（9）危重患者尿量监测。

（10）产科手术前的常规导尿。

（11）大型手术前导尿，方便术中尿量观察、防止术中膀胱过度充盈。

（二）禁忌证

（1）存在尿道狭窄无法插管。

（2）急性尿路感染未控制时。

（3）骨盆骨折，尿道损伤，试插尿管失败者。

（4）严重凝血功能障碍者。

（5）女性月经期。

（三）操作流程

（1）术前准备

1）向病人说明导尿的目的，取得配合。

2)器械及药品:无菌导尿包(内有治疗碗、弯盘、尿管2根、小药杯、血管钳、石蜡油、棉球、标本瓶、洞巾、无菌纱布、注射器),无菌手套,碘伏,无菌持物钳,中单,便盆等。

3)可让病人自己用肥皂水和清水洗净外阴。生活不能自理者,协助进行。女病人洗净范围包括前庭部、大小阴唇和周围皮肤;男病人包括阴茎和包皮,包皮过长时应予翻转,清除包皮垢。

(2)操作者站在病人右侧,病人取仰卧位,屈髋屈膝,双腿略向外展,脱去对侧裤腿,盖在近侧腿上,对侧大腿用盖被遮盖,露出会阴。将中单或治疗巾垫于臀下。弯盘放于两膝之间,打开导尿包。

(3)用一无菌纱布"8"字形缠绕左手拇指、食指,右手持止血钳夹消毒棉球(0.1%新洁尔灭或0.1%洗必泰)擦洗外阴部及尿道口。第一遍消毒以尿道口为中心,由外向内,从上到下(女病人顺序是阴阜、前庭、大小阴唇、尿道口;男病人是阴阜、阴囊,阴茎);第二遍从内到外消毒1次。

(4)取下无菌导尿包置于病人两腿之间,打开导尿包,倒0.1%新洁尔灭于装干棉球小杯内,戴无菌手套,铺洞巾,使洞巾与导尿包包布形成一无菌区。

(5)插导尿管

1)女病人:操作者以左手分开并固定小阴唇,右手持血管钳夹消毒液棉球再消毒尿道口1次,然后夹持导尿管沾无菌液状石蜡油轻轻插入尿道,插入深度约4~6 cm左右,见尿液流出,再插入1 cm,将尿引入盘内。

2)男病人:操作者一手持阴茎,另一手如上述消毒将导尿管插入尿道,深度约15~20 cm左右,见尿液流出,再插入2 cm,用弯盘接取尿液。

(6)如需做尿细菌培养,用无菌标本瓶接取中段尿送检。

(7)导尿结束后,将导尿管夹闭后再缓缓拔出,以免管内尿液流出污染衣物。如需留置导尿时,则向气囊内注入20 mL生理盐水,以防脱出,接上留尿无菌塑料袋,挂于床侧。

(四)注意事项

(1)严格无菌操作,预防尿路感染。

(2)选择光滑和粗细合适的导尿管。插入或拔出尿管动作要轻柔,以免损伤尿道黏膜,若插入时有阻挡感可更换方向再插,见有尿液流出时再插入2 cm,勿过深或过浅,尤忌反复抽动尿管。

(3)导尿管误插入阴道或脱出时,应更换无菌导尿管重插。

(4)对膀胱高度膨胀且又极度虚弱的病人,第一次导尿量不可超过500 mL,以防大量放尿导致腹腔内压突然降低,大量血液滞留于腹腔血管内,造成血压下降,产生虚脱，亦可因膀胱突然减压，导致膀胱黏膜急剧充血，引起尿血。

（5）包皮口狭窄者，导尿后应及时将包皮复位防止嵌顿形成。

（6）长期留置尿管患者，应加强尿道口护理，定期更换尿管（每隔 5 ~7 d 更换尿管一次），并适当应用抗生素预防尿路感染。

二、膀胱穿刺术

（一）适应证

（1）急性尿潴留导尿未成功者。

（2）需膀胱造口引流者。

（3）经穿刺采取膀胱尿液作检验及细菌培养。

（4）小儿、年老体弱不宜导尿者。

（二）禁忌证

禁忌证主要包括泌尿生殖系统异常，腹壁感染，出血性疾病以及多器官肿大等。

（三）操作流程

（1）术前准备

1）向病人及家属介绍膀胱穿刺的目的与方法，消除其顾虑，取得合作。

2）器械与药品：治疗盘，膀胱穿刺包（内有治疗巾，洞巾，无齿镊，止血钳，布巾钳，膀胱穿刺针 1 套或 9 号针头 1 枚，弯盘，药杯，5 mL 及 50 mL 注射器各 1 副，6 号、7 号针各 1 枚，无菌纱布，棉球数个），碘伏，持物钳，无菌手套，胶布，1% 普鲁卡因或 2% 利多卡因，治疗巾，1 000 mL 量杯，另备便盆。

（2）穿刺前，叩诊证实膀胱充盈。洗手，戴口罩，打开膀胱穿刺包。

（3）下腹部皮肤消毒，戴无菌手套，铺洞巾，在耻骨联合上缘一横指正中部行局部麻醉。

（4）选好穿刺点，穿刺针栓部接无菌橡皮管，并用血管钳夹紧橡皮管，操作者以左手拇、食指固定穿刺部位皮肤，右手持穿刺针向后下方倾斜刺入膀胱腔内，见尿后再进针 1 ~2 cm，然后在橡皮管末端套上 50 mL 注射器，松开止血钳，开始抽吸，满 50 mL 后夹管，将尿液注入量杯，如此反复操作。必要时留标本送验（图 17-8-3）。

（5）抽毕，用碘酒消毒穿刺点，盖以纱布，胶布固定，帮助病人卧床休息。清理用物，记录尿量及性质。

（四）注意事项

（1）膀胱过度膨胀者，抽吸尿液宜缓慢，每次抽出尿液不得超过 1 000 mL，以免膀胱内压降低，而导致出血或休克的发生。

(2)对曾经做过膀胱手术的患者需特别慎重，以防穿入腹腔伤及肠管。

(3)如为诊断性穿刺，直接用5 mL或10 mL注射器抽取尿液即可。

(4)穿刺留尿标本前三天停用抗生素。

(5)不宜饮水太多或用利尿剂，以免稀释尿液，影响结果，最好选择病人清晨第一次隔夜尿。

(6)穿刺前嘱病人憋足尿量，穿刺方能成功。

第五节　外伤止血、包扎、固定、搬运

一、止血

正常成人全身血量占体重的7% ~8%。体重60 kg的人，全身血量约为4 200 ~ 4 800 mL。若失血量≤全身血量的10%(约400 mL)，可有轻度头昏、交感神经兴奋症状或无任何反应；失血量达全身血量的20%左右(约800 mL)，出现失血性休克的症状，如血压下降、脉搏细速、肢端厥冷、意识模糊等；失血量≥全身血量的30%，病人将发生严重失血性休克，不及时抢救，短时间内可危及伤员的生命或发生严重的并发症。因此，在保证呼吸道通畅的同时，应及时准确地进行止血。

(一)出血部位的判断

各种创伤一般都会有出血，可分为内出血和外出血，内出血时血液流向体腔或组织间隙，外出血指血液自创面流出。现场急救止血，主要适用于外出血，是对周围血管战伤出血的紧急止血。对于伤员，除了判断有无出血外，还要判断是什么部位、什么血管出血，以便采取正确有效的止血方法。

1. 动脉出血

血色鲜红，血液随心脏的收缩而大量涌出，呈喷射状，出血速度快、出血量大。

2. 静脉出血

血色暗红，血液缓缓流出，出血速度较缓慢，出血量逐渐增多。

3. 毛细血管出血

血色鲜红，呈渗出性，可自行凝固止血。若伴有较大的伤口或创面时，不及时处理，也可引起失血性休克。

夜间抢救，不易辨别出血的性质时，应从脉搏的强弱、快慢，呼吸是否浅而快，意识是否清醒，皮肤温度及衣服被血液浸湿的情况来判断伤员出血的程度，并迅速止血。

（二）止血方法的选择

出血部位的不同，出血的性质不同，危险性不同，止血方法也有所区别。原则上应根据出血部位及现场的具体条件选择最佳方法，使用急救包、消毒敷料、绷带等。在紧急情况下，现场任何清洁而合适的物品都可临时借用作为止血用物，如手帕、毛巾、布条等。小伤口出血，只需用清水或生理盐水冲洗干净，盖上消毒纱布、棉垫，再用绷带加压缠绕即可。静脉出血，除上述包扎止血方法外，还需压迫伤口止血。用手或其他物体在包扎伤口上方的敷料上施以压力，使血流变慢、血凝块易于形成。这种压力必须持续 5 ~ 15 min才可奏效。较深的部位如腋下、大腿根部可将纱布填塞进伤口再加压包扎。将受伤部位抬高也有利于静脉出血的止血。动脉出血宜先采用指压法止血，根据情况再改用其他方法如加压包扎法、填塞止血法或止血带法止血。

（三）常用止血方法

1. 加压包扎法

体表及四肢伤出血，大多可用加压包扎和抬高肢体来达到暂时止血的目的。用急救敷料压迫创口加压包扎即可止血，若效果不满意，可再加敷料用绷带或叠成带状的三角巾加压包扎（图 5–5）。包扎时敷料要垫厚、压力要适当、包扎范围要大，同时抬高患肢以避免因静脉回流受阻而增加出血。此方法适用于小动脉和小静脉出血。

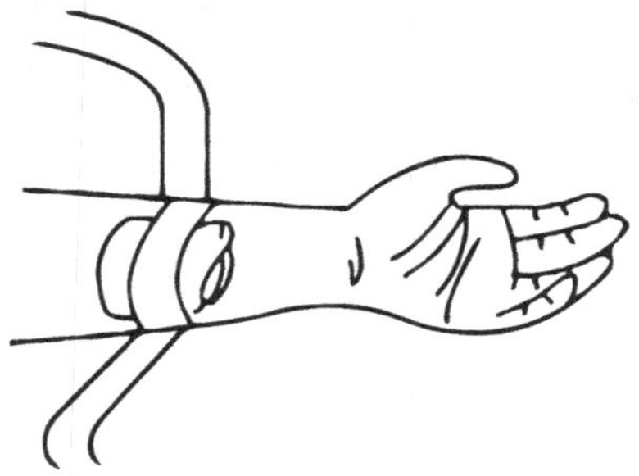

图 5–5　加压包扎法

2. 指压法

该法是用手指、手掌或拳头压迫伤口近心端动脉经过骨骼表面的部位，阻断血液流通，达到临时止血的目的。适用于中等或较大动脉的出血，以及较大范围的静脉和毛细血管出血。指压法止血属应急措施，因动脉有侧支循环，故效果有限，应及时根据现场情况改用其他止血方法。实施指压法止血，应正确掌握四肢等处的血管行径和体表标志。常见部位的指压点及方法如下。

(1)头顶部出血　压迫同侧耳屏前方颧弓根部的搏动点(颞浅动脉)，将动脉压向颞骨(图5-6)。

(2)颜面部出血　压迫同侧下颌骨下缘、咬肌前缘的搏动点(面动脉)，将动脉压向下颌骨(图5-6)。

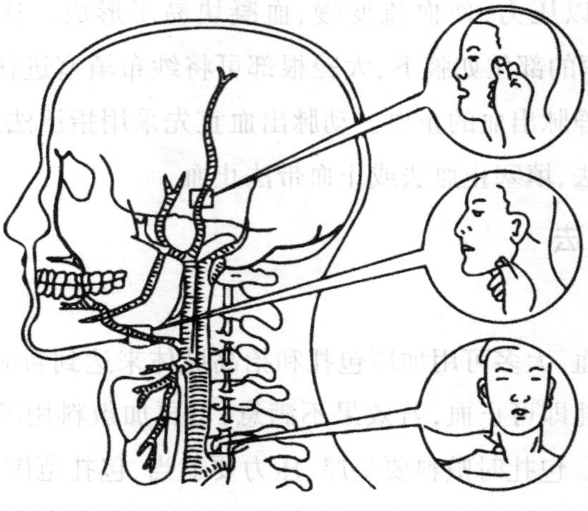

图5-6　头颈部出血常用指压部

(3)头颈部出血　用拇指或其他四指压迫同侧气管外侧与胸锁乳突肌前缘中点之间的强搏动点(颈总动脉)，用力压向第5颈椎横突处。压迫颈总动脉止血应慎重，绝对禁止同时压迫双侧颈总动脉，以免引起脑缺氧(图5-6)。

(4)头后部出血　压迫同侧耳后乳突下稍后方的搏动点(枕动脉)，将动脉压向乳突(图5-7)。

(5)肩部、腋部出血　压迫同侧锁骨上窝中部的搏动点(锁骨下动脉)，将动脉压向第1肋骨。

(6)上臂出血　外展上肢90°，在腋窝中点用拇指将腋动脉压向肱骨头。

(7)前臂出血　压迫肱二头肌内侧沟中部的搏动点(肱动脉)，用四指指腹将动脉压向肱骨干。

(8)手部出血　压迫手腕横纹稍上处的内、外侧搏动点(尺、桡动脉)，将动脉分别压向尺骨和桡骨。

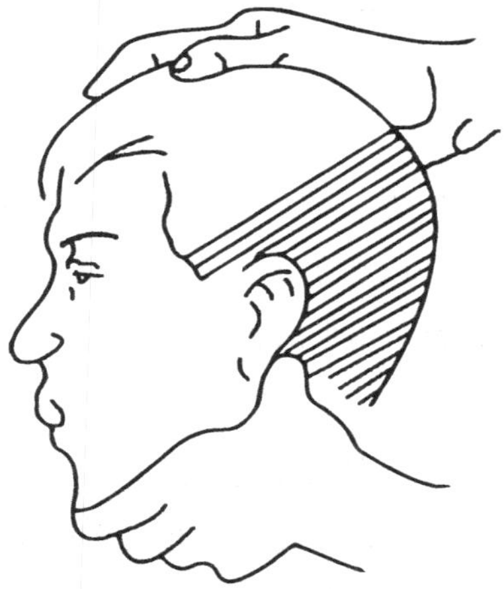

图 5-7　枕动脉指压法

(9)大腿出血　压迫腹股沟中点稍下部的强搏动点(股动脉),可用拳头或双手拇指交叠用力将动脉压向耻骨上支(图 5-8)。

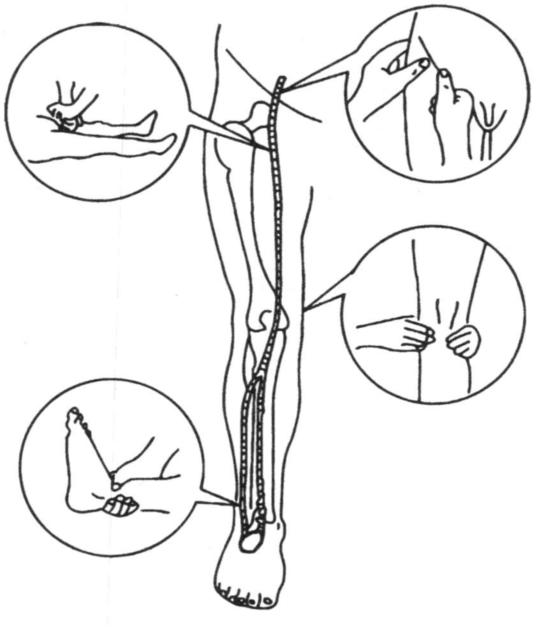

图 5-8　下肢出血常用指压部位

(10)小腿出血　在腘窝中部压迫腘动脉(图 5-8)。

(11)足部出血　压迫足背中部近脚腕处的搏动点(胫前动脉)和足跟内侧与内踝之间的搏动点(胫后动脉)(图 5-8)。

3. 填塞止血法

将无菌敷料填入伤口内压紧,外加敷料加压包扎。此方法应用范围较局限,仅在腋窝、肩部、大腿根部出血,用指压法或加压包扎法难以止血时使用,且在清创取出填塞物时有再次大出血的可能,应尽快行手术彻底止血。

4. 屈曲肢体加垫止血法

多用于肘或膝关节以下的出血,在无骨关节损伤时可使用。在肘窝或腘窝部放置一绷带卷,然后强屈关节,并用绷带、三角巾扎紧。此法伤员痛苦较大,有可能压迫到神经、血管,且不便于搬动伤员,不宜首选,对疑有骨折或关节损伤的伤员,不可使用。

5. 止血带止血法

该法适用于四肢较大动脉的出血,用加压包扎或其他方法不能有效止血而有生命危险时,可采用此方法。专用的制式止血带有橡皮止血带、卡式止血带、充气止血带等,以充气止血带的效果较好。在紧急情况下,也可用绷带、三角巾、布条等代替。使用时,要先在止血带下放好衬垫物。常用的几种止血带止血法如下。

(1)勒紧止血法　先在伤口上部用绷带或带状布料或三角巾折叠成带状,勒紧伤肢并扎两道,第一道作为衬垫,第二道压在第一道上适当勒紧止血。

(2)绞紧止血法　将叠成带状的三角巾,平整地绕伤肢一圈,两端向前拉紧打活结,并在一头留出一小套,以小木棒、笔杆、筷子等做绞棒,插在带圈内,提起绞棒绞紧,再将木棒一头插入活结小套内,并拉紧小套固定。

(3)橡皮止血带止血法　在肢体伤口的近心端,用棉垫、纱布、衣服或毛巾等物作为衬垫后再上止血带。此法松紧度不易准确掌握,有一定危险性,仅在十分必要时使用。

(4)充气止血带止血法　充气止血带是根据血压计原理设计,有压力表指示压力的大小,压力均匀,效果较好。将袖带绑在伤口的近心端,充气后起到止血的作用。

止血带是止血的应急措施,而且是危险的措施,过紧会压迫损害神经或软组织,过松起不到止血作用,反而增加出血,过久(超过 5 h)会引起肌肉坏死、厌氧感染,甚至危及生命。只有在必要时,如对加压包扎后不能控制的大、中动脉伤出血,才可暂时使用止血带。

使用止血带时应注意以下内容。①部位要准确:止血带应扎在伤口近心端,尽量靠近伤口。不强调“标准位置”(以往认为上肢出血应扎在上臂的上 1/3 处,下肢应扎在大腿根部),也不受前臂和小腿的“成对骨骼”的限制。②压力要适当:止血带的标准压力,下肢为 250 ~ 300 mmHg (33.3 ~ 40.0 kPa),下肢为 300 ~ 500 mmHg (40.0 ~ 66.7 kPa),无压力表时以刚好使远端动脉搏动消失为度。③衬垫要垫平:止血带不能直接扎在皮肤上,应先用棉垫、三角巾、毛巾或衣服等平整地垫好,避免止血带勒伤皮肤。切忌用绳索或铁丝直接扎在皮肤上。④时间要缩短:上止血带的时间不能超过 5 h(冬天时间可适当延长),因止血带远端组织缺血、缺氧,产生大量组胺类毒素,突然松解止血带时,毒素吸收,可发生“止血带休克”或急性肾功能衰竭。若使用止血带已超过 5 h,而肢体确有挽救希望,应先作深筋膜切开术引流,观察肌肉血液循环。时间过长且远端肢体已有坏死征象,应立即行截肢术。⑤标记要明显,上止血带的伤员要在手腕或胸前衣服上做明显标记,注明上止血带时间,以便后续救护人员继续处理。⑥定时要放松,应每隔 1 h 放松一次,放松时可用手压迫出血点上部血管临时止血,每次松开 2 ~ 3 min,再在稍高的平面扎上止血带,不可在同一平面反复缚扎。

二、包扎

包扎的目的是保护伤口免受再污染,固定敷料、药品和骨折位置,压迫止血及减轻疼痛。原则上包扎之前要覆盖创面,包扎松紧要适度,使肢体处于功能位,打结时注意避开伤口。常用的包扎物品有三角巾、绷带、四头带和多头带等。

(一)三角巾包扎

使用三角巾时,两底角打结时应为外科结(方结),比较牢固,解开时将某一侧边和其底角拉直,即可迅速解开。三角巾的用途较多,可折叠成带状作为悬吊带或用作肢体创伤及头、眼、下颌、膝、肘、手部较小伤口的包扎;可展开或折成燕尾巾用于包扎躯干或四肢的大面积创伤;也可两块连接成燕尾式或蝴蝶式(两块三角巾顶角连接在一起)进行包扎,但展开使用时若不包紧,敷料容易松动移位。常见部位的各种三角巾包扎法如下。

1. 头面部伤的包扎

(1)顶部包扎法　三角巾底边反折,正中放于伤员前额,顶角经头顶垂于枕后,然后将两底角经耳上向后扎紧,压住顶角,在枕部交叉再经耳上绕到前额打结固定。最后将顶角向上反折嵌入底边内(图 5-9)。

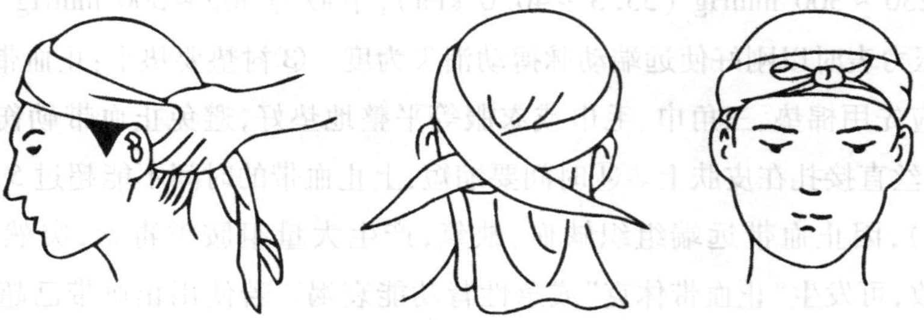

图 5-9 三角巾头顶部包扎法

(2)风帽式包扎法 在顶角、底边中点各打一结,将顶角结放在额前,底边结置于枕部,然后将两底边拉紧向外反折后,绕向前面将下颌部包住,最后绕到颈后在枕部打结(图 5-10)。

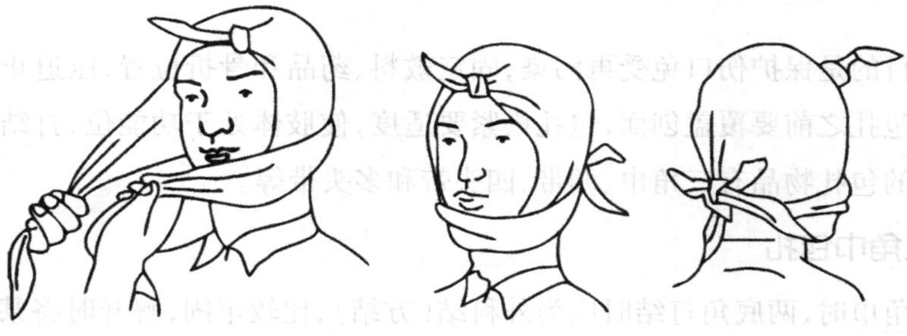

图 5-10 风帽式包扎法

(3)额部包扎法 将三角巾折成 3、4 指宽的带状巾,先在伤口上垫敷料,将带状巾中段放在敷料处,然后环绕头部打结。打结位置以不影响睡眠和不压住伤口为宜。

(4)下颌部包扎法 多作为下颌骨骨折的临时固定。三角巾折成 3、4 指宽的带状巾,于 1/3 处放于下颌处,长端经耳前向上拉到头顶部到对侧耳前与短的一端交叉,然后两端均环绕头部后至对侧耳前打结。

(5)眼部包扎法 ①单眼包扎法:将三角巾叠成四指宽的带状巾,斜放在眼部,将下侧较长的一端经枕后绕到额前压住上侧较短的一端后,再环绕头部到健侧颞部,与翻下的另一端打结(图 5-11)。②双眼包扎法:将四指宽的带巾中央部先盖在一侧伤眼,下端从耳下绕枕后,经对侧耳上至眉间上方压住上端继续绕头部到对侧耳前,将上端反折斜向下,盖住另一伤眼,再绕耳下与另一端在对侧耳上打结。

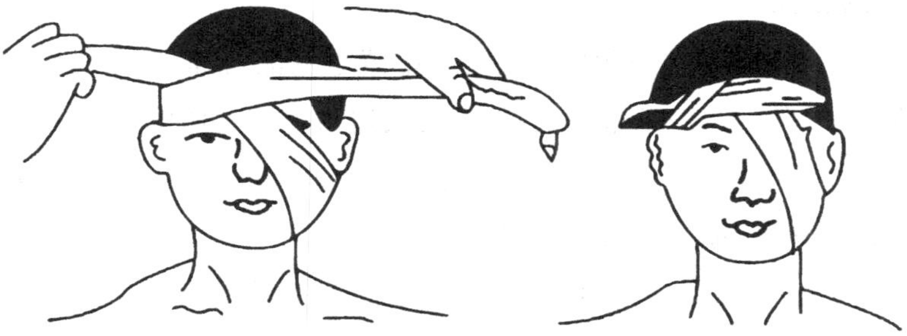

图 5-11　单眼包扎法

2. 胸(背)部伤的包扎

(1)展开式三角巾包扎法　将三角巾顶角越过伤侧肩都,垂在背部,使三角巾底边中央正位于伤部下侧,将底边两端围绕躯干在背后打结,再用顶角上的小带将顶角与底边连接在一起(图 5-12)。

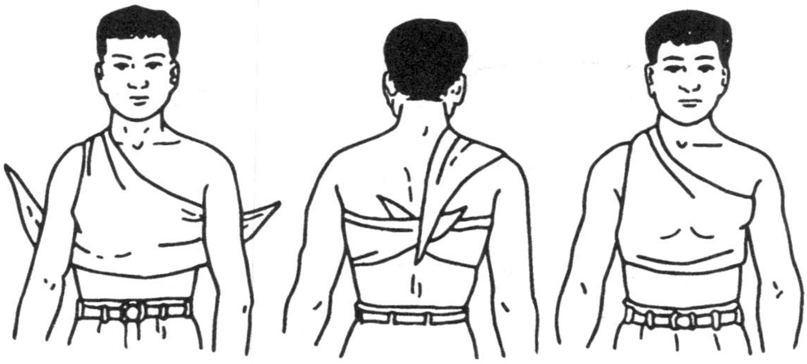

图 5-12　展开式三角巾包扎法

(2)燕尾巾包扎法　将三角巾折成鱼尾状,并在底部反折一道边,横放于胸部,两角向上,分放于两肩上并拉至颈后打结,再用顶角带子绕至对侧腋下打结。

展开式三角巾和燕尾巾包扎背部的方法与胸部相同,只是位置相反,结打于胸前。

3. 腹部及臀部伤的包扎

(1)一般包扎法　将三角巾顶角放在腹股沟下方,取一底角绕大腿一周与顶角打结。然后,将另一底角同绕腰部与底边打结。用此法也可包扎臀部创伤。

(2)双侧臀部包扎法　多用两块三角巾连接成蝴蝶巾式包扎,将打结部放在腰骶部，底边的一端在腹部打结后，另一端则由大腿后方绕向前，与其底边打结。

4. 四肢伤的包扎

（1）上肢悬吊包扎法　将三角巾底边的一端置于健侧肩部，屈曲伤侧肘 80°左右，将前臂放在三角巾上，然后将三角巾向上反折，使底边另一端到伤侧肩部，在背后与另一端打结，再将三角巾顶角折平用安全针固定（大悬臂带）。也可将三角巾叠成带巾，将伤肢屈肘 80°用带巾悬吊，两端打结于颈后（小悬臂带）。

（2）燕尾巾单肩包扎法　将三角巾折成燕尾巾，把夹角朝上放在伤侧肩上，燕尾底边包绕上臂上部打结，两角（向后的一角大于向前的角并压住前角）分别经胸部和背部拉向对侧腋下打结（图 5-13）。

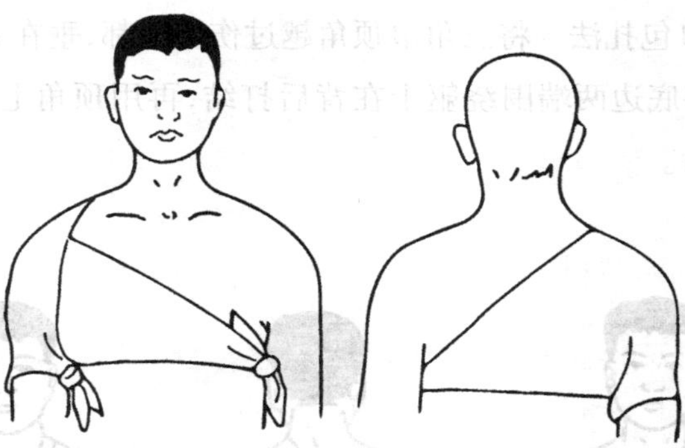

图 5-13　燕尾巾单肩包扎法

（3）燕尾巾双肩包扎法　将三角巾叠成两燕尾角等大的燕尾巾，夹角朝上对准项部，燕尾披在双肩上，两燕尾角分别经左、右肩拉到腋下与燕尾底角打结（图 5-14）。

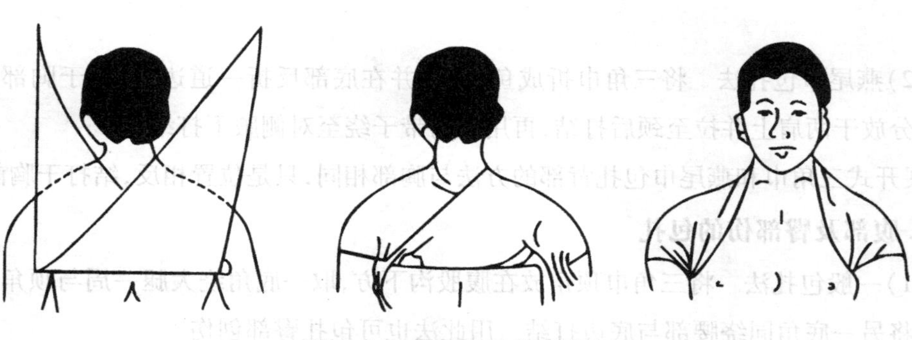

图 5-14　燕尾巾双肩包扎法

(4)手(足)包扎法 将手(足)放在三角巾上,手指(或脚趾)对准三角巾顶角,将顶角提起反折覆盖全手(足)背部,折叠手(足)两侧的三角巾使之符合手(足)的外形,然后将两底角绕腕(踝)部打结(图 5-15)。

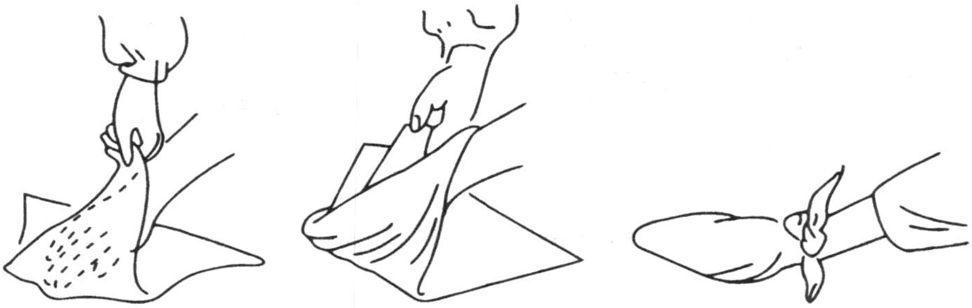

图 5-15 手(足)包扎法

(5)足与小腿包扎法 把足放在三角巾的一端,足趾向着底边,提起顶角和较长的一底角包绕肢体后于膝下打结,再用短的底角包绕足部,于足踝处打结固定。

(二)绷带包扎

绷带是传统实用的制式敷料,绷带包扎是包扎技术的基础。它可随肢体的部位不同变换包扎方法,用于制动、固定敷料和夹板、加压止血、促进组织液的吸收或防止组织液流失、支撑下肢以促进静脉回流。但绷带用于下肢及腹部伤包扎时,反复缠绕会增加伤员的痛苦且费时费力,其效果也不如三角巾。若包扎较松,敷料易于滑脱;胸腹部包扎过紧,会影响伤员的呼吸。

常用绷带有棉布、纱布和弹力绷带及石膏绷带等多种类型,宽窄和长度有多种规格。缠绕绷带时,应用左手拿绷带的头端并将其展平,右手握住绷带卷,由肢体远端向近端包扎,用力均匀,不可一圈松一圈紧。为防止绷带在肢体活动时逐渐松动滑脱,开始包扎时先环绕两圈,并将绷带头折回一角在绕第二圈时将其压住(图 5-16),包扎完毕后应再在同一平面环绕 2 ~ 3 圈,然后将绷带末端剪开或撕开成两股打结,或用胶布固定。绷带包扎的基本方法及适用范围如下。

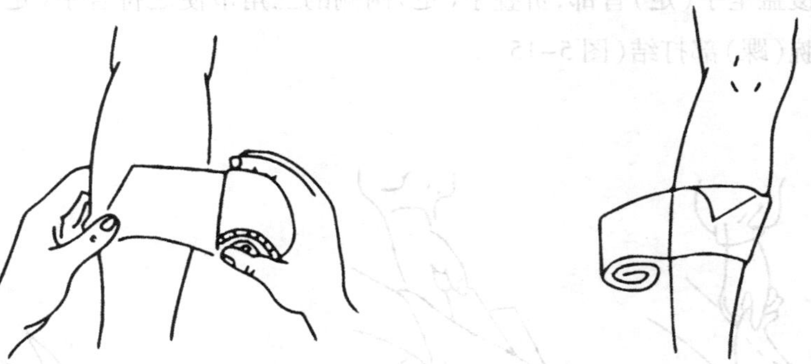

图 5-16　绷带包扎起始端

1. **环形包扎法**

将绷带做环形缠绕,适用于各种包扎的起始和结束以及粗细相等部位如额、颈、腕及腰部伤的固定。

2. **蛇形包扎法**

先将绷带以环形法缠绕数圈,然后以绷带宽度为间隔,斜行上缠,各周互不遮盖。适用于夹板固定、需由一处迅速延伸至另一处或做简单固定。

3. **螺旋形包扎法**

先环形缠绕数圈,然后稍微倾斜螺旋向上缠绕,每周遮盖上一周的 1/3 ~ 1/2。适用于直径大小基本相同的部位,如上臂、手指、躯干、大腿等。

4. **螺旋反折包扎法**

每圈缠绕时均将绷带向下反折,并遮盖上一周的 1/3 ~ 1/2,反折部位应位于相同部位,使之成一直线。适用于直径大小不等的部位,如前臂、小腿等。注意,不可在伤口上或骨隆突处反折。

5. **"8"字形包扎法**

在伤处上下,将绷带自下而上,再自上而下,重复做"8"字形旋转缠绕,每周遮盖上一周的 1/3 ~ 1/2,适用于直径不一致的部位或屈曲的关节部位,如肩、髋、膝等。

6. **回返式包扎法**

先将绷带以环形法缠绕数圈,由助手在后部将绷带固定,反折后绷带由后部经肢体顶端或截肢残端向前,也可由助手在前部将绷带固定,再反折向后,如此反复包扎,每一来回均覆盖前一次的 1/3 ~ 1/2,直到包住整个伤处顶端,最后将绷带再环绕数圈把反折处压住固定。此法多用于包扎没有顶端的部位,如指端、头部或截肢残端。

(三)包扎的注意事项

(1)包扎伤口前,先简单清创并盖上消毒纱布,然后再行包扎。不得用手和脏物接触伤口,不得用水冲洗伤口(化学伤除外),不得轻易取出伤口内异物,不准把脱出体腔的内脏送回。操作时小心谨慎,以免加重疼痛或导致伤口出血及污染。

(2)包扎要牢靠,松紧适宜。过紧会影响局部血液循环,过松容易使敷料脱落或移动。

(3)包扎时使伤员体位保持舒适。皮肤皱褶处与骨隆突处要用棉垫或纱布作衬垫,需要抬高肢体时,应给予适当的扶托物,包扎的肢体必须保持于功能位置。

(4)包扎方向为从远心端向近心端,以帮助静脉血液回流。包扎四肢时,应将指(趾)端外露,以便观察血液循环。

(5)绷带固定时一般将结打在肢体外侧面。严禁在伤口上、骨隆突处或易于受压的部位打结。

(6)解除绷带时,先解开固定结或取下胶布,然后以两手互相传递松解。紧急时或绷带已被伤口分泌物浸透干涸时,可用剪刀剪开。

三、固定

固定的目的是为减少伤部活动,减轻疼痛,防止再损伤,便于伤员搬运。所有四肢骨折均应进行固定,脊柱损伤、骨盆骨折及四肢广泛软组织创伤在急救中也应相对固定。固定器材最理想的是夹板,类型有木质、金属、充气性塑料夹板或树脂做的可塑性夹板。但在紧急时应注意因地制宜,就地取材,选用竹板、树枝、木棒、镐把、枪托等代替。还可直接用伤员的健侧肢体或躯干进行临时固定。固定还需另备纱布、绷带、三角巾或毛巾、衣服等。

(一)常见部位骨折的临时固定方法

1. 锁骨骨折固定

用敷料或毛巾垫于两腋前上方,将三角巾叠成带状,两端分别绕两肩呈“8”字形,拉紧三角巾的两头在背后打结,并尽量使两肩后张(图 5-17)。也可在背后放“T”字形夹板,然后在两肩及腰部各用绷带包扎固定。一侧锁骨骨折,可用三角巾把患侧手臂悬兜在胸前,限制上肢活动即可。

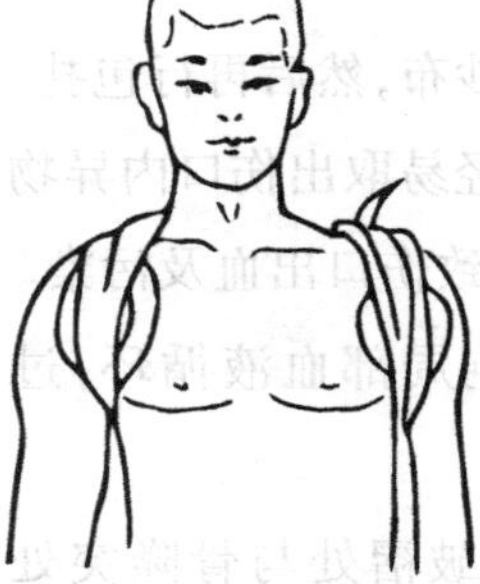

图 5-17　锁骨骨折固定

2. **上臂骨折固定**

用长、短两块夹板，长夹板置于上臂的后外侧，短夹板置于前内侧，然后用绷带或带状物在骨折部位上、下两端固定，再将肘关节屈曲 90°，使前臂呈中立位，用三角巾将上肢悬吊固定于胸前（图 5-18）。若无夹板，可用两块三角巾，其一将上臂呈 90°悬吊于胸前，于颈后打结，其二叠成带状，环绕伤肢上臂包扎固定于胸侧（用绷带根据同样原则包扎也可取得相同效果）。

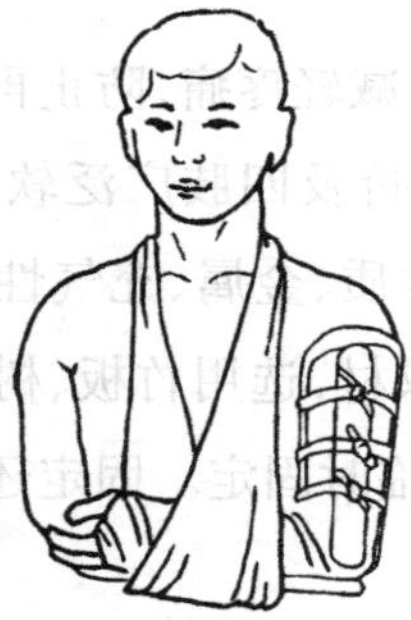

图 5-18　上臂骨折夹板固定

3. **前臂骨折固定**

协助伤员屈肘 90°，拇指在上。取两块夹板，其长度超过肘关节至腕关节的长度，分别置于前臂内、外侧，用绷带或带状三角巾在两端固定，再用三角巾将前臂悬吊于胸前，置于功能位。

4. **大腿骨折固定**

把长夹板或其他代用品（长度等于腋下到足跟）放在伤肢外侧，另用一短夹板（长度自足跟到大腿根部），关节与空隙部位加棉垫，用绷带、带状三角巾或腰带等分段固定。足部用“8”字形绷带固定，使脚与小腿呈直角（图 5-19）。

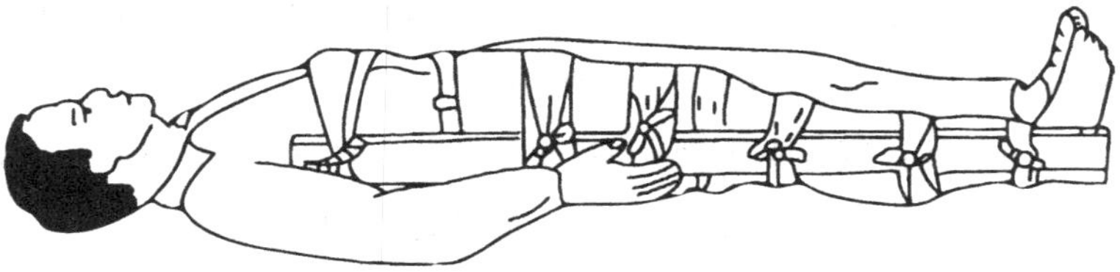

图 5-19　大腿骨折夹板固定

5. **小腿骨折固定**

取长短相等的夹板（长度自足跟到大腿）两块，分别放在伤腿内、外侧，用绷带或带状三角巾分段固定（图 5-20）。紧急情况若无夹板，可将伤员两下肢并紧，两脚对齐，将健侧肢体与伤肢分段用绷带固定在一起，注意在关节和两小腿之间的空隙处加棉垫以防包扎后骨折部弯曲。

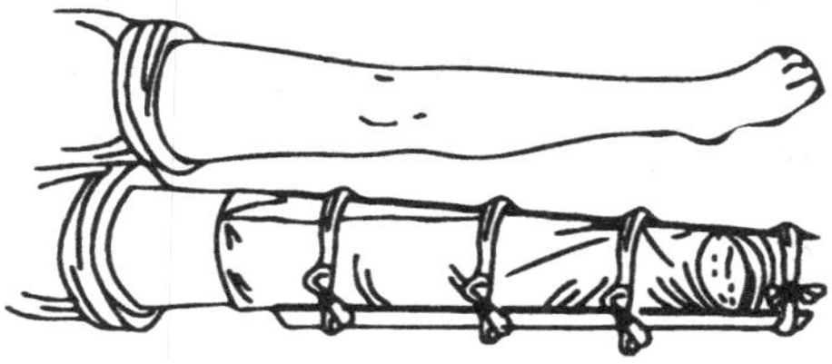

图 5-20　小腿骨折固定

6. **脊柱骨折固定**

立即使伤员俯卧于硬板上，不可移动，必要时可用绷带固定伤员，胸部与腹部需垫上软枕，减轻局部组织受压程度（图 5-21）。

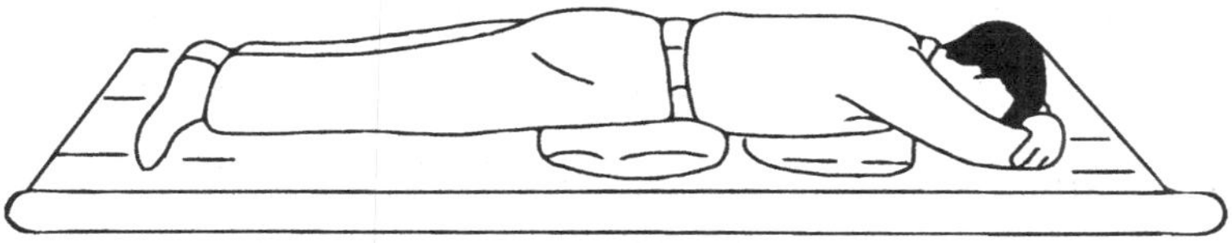

图 5-21　脊柱骨折固定

(二)固定的注意事项

(1)若有伤口和出血,应先止血、包扎,然后再固定骨折部位;若有休克,应先行抗休克处理。

(2)临时骨折固定,是为了限制伤肢的活动。在处理开放性骨折时,刺出的骨折断端在未经清创时不可直接还纳伤口内,以免造成感染。

(3)夹板固定时,其长度与宽度要与骨折的肢体相适应,长度必须超过骨折上、下两个关节;固定时除骨折部位上、下两端外,还要固定上、下两个关节。

(4)夹板不可与皮肤直接接触,其间应用棉垫或其他软织物衬垫,尤其在夹板两端、骨隆突处及悬空部位应加厚衬垫,防止局部组织受压或固定不稳。

(5)同定应松紧适度、牢固可靠,以免影响血液循环。肢体骨折固定时,一定要将指(趾)端露出,以便随时观察末梢血液循环情况,如发现指(趾)端苍白、发冷、麻木、疼痛、浮肿或青紫时,说明血液循环不良,应立即松开检查并重新固定。

(6)固定后应避免不必要的搬动,不可强制伤员进行各种活动。

四、搬运

搬运伤员的基本原则是及时、安全、迅速地将伤员搬至安全地带,防止再次损伤。火线或现场搬运多为徒手搬运,也可用专用搬运工具或临时制作的简单搬运工具,但不要因为寻找搬运工具而贻误搬运时机。

(一)常用的搬运方法

1. 担架搬运法

这是最常用的搬运方法,适用于病情较重、搬运路途较长的伤病员。

(1)担架的种类　①帆布担架:构造简单,由帆布一幅、木棒两根、横铁或横木两根、负带两根、扣带两根所组成,多为现成已制好的备用担架。②绳索担架:临时制成,用木棒或竹竿两根、横木两根,捆成长方形的担架状,然后用坚实的绳索环绕而成。③被服担架:取衣服两件或长衫大衣,将衣袖翻向内侧成两管,插入木棒两根,再将纽扣仔细扣牢即成。④板式担架:由木板、塑料板或铝合金板制成,四周有可供搬运的拉手空隙。此种担架硬度较大,适用于 CPR 病人及骨折伤员。⑤铲式担架:由铝合金制成的组合担架,沿担架纵轴分为左、右两部分,两部分均为铲形,使用时可将担架从伤员身体下插入,使伤员在不移动身体的情况下,置于担架上。主要用于脊柱、骨盆骨折的伤员。⑥四轮担架:由轻质铝合金带四个轮子的担架,可从现场平稳地推到救护车、救生艇或飞机等舱内进行转送,大大减少伤病员的痛苦和搬运不当的意外损伤。

（2）担架搬运的动作要领　搬运时由 3～4 人组成一组，将病人移上担架；使病人头部向后，足部向前，后面的担架员随时观察伤病员的情况；担架员脚步行动要一致，平稳前进；向高处抬时，前面的担架员要放低，后面的担架员要抬高，使伤病员保持水平状态；向低处抬时，则相反。

2. 徒手搬运法

若现场没有担架，转运路程较近、伤员病情较轻，可以采用徒手搬运法。

（1）单人搬运　①侧身匍匐搬运法：根据伤员的受伤部位，采用左或右侧匍匐法。搬运时，使伤员的伤部向上，将伤员腰部置于搬运者的大腿上，并使伤员的躯干紧靠在搬运者胸前，使伤员的头部和上肢不与地面接触。②牵托法：将伤员放在油布或雨衣上，把两个对角或双袖扎在一起固定伤员身体，用绳子牵拉着匍匐前进。③扶持法：搬运者站在伤员一侧，使伤员靠近并用手臂揽住搬运者头颈，搬运者用外侧的手牵伤员的手腕，另一手扶持伤员的腰背部，扶其行走。适用于伤情较轻、能够站立行走的伤员。④抱持法：搬运者站于伤员一侧，一手托其背部，一手托其大腿，将伤员抱起。有知觉的伤员可用手抱住搬运者的颈部。⑤背负法：搬运者站在伤员前面，微弯背部，将伤员背起。此法不适用于胸部伤的伤员。若伤员卧于地上，搬运者可躺在伤员一侧，一手抓紧伤员双臂，另一手抱其腿，用力翻身，使其负于搬运者的背上，然后慢慢站起（图 5–22）。

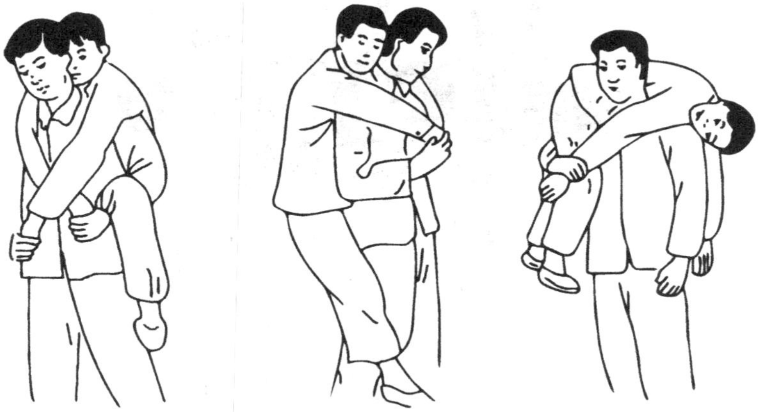

图 5–22　单人搬运法（背负法）

（2）双人搬运　①椅托式搬运法：一人以左膝、另一人以右膝跪地，各用一手伸入伤员的大腿下面并互相紧握，另一手彼此交替支持伤员的背部（图 5–23）。②拉车式搬运法：一名搬运者站在伤员的头部，以两手插到其腋前，将伤员抱在怀里，另一人抬起伤员的腿部，跨在伤员两腿之间，两人同方向步调一致抬起前行(图 5-24)。③平抬或平抱搬运法：两人并排将伤员平抱，或者一前一后、一左一右将伤员平抬起。注意：此方法不适用于脊柱损伤者。

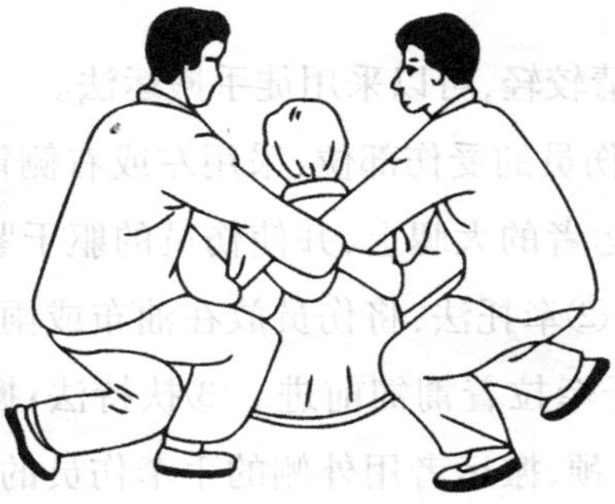

图 5-23　椅托式搬运法

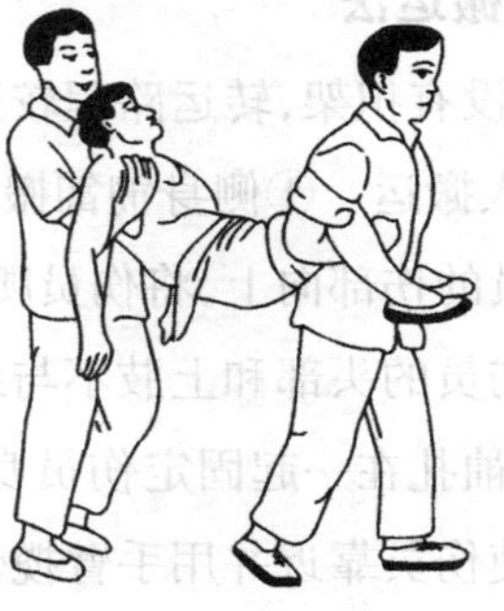

图 5-24　拉车式搬运法

(3)三人或多人搬运　三人可并排将伤员抱起，齐步一致向前。六人可面对面站立，将伤员平抱进行搬运(图 5-25)。

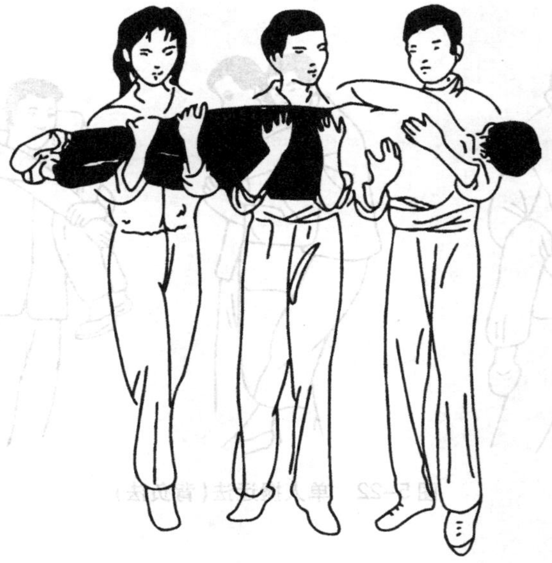

图 5-25　三人搬运法

(二)特殊伤员的搬运方法

1. 腹部内脏脱出的伤员

将伤员双腿屈曲,腹肌放松,防止内脏继续脱出。已脱出的内脏严禁回纳腹腔,以免加重污染,应先用大小合适的碗扣住内脏或取伤员的腰带做成略大于脱出物的环,围住脱出的内脏,然后用三角巾包扎固定。包扎后取仰卧位,屈曲下肢,并注意腹部保温防止肠管过度胀气(图 5-26)。

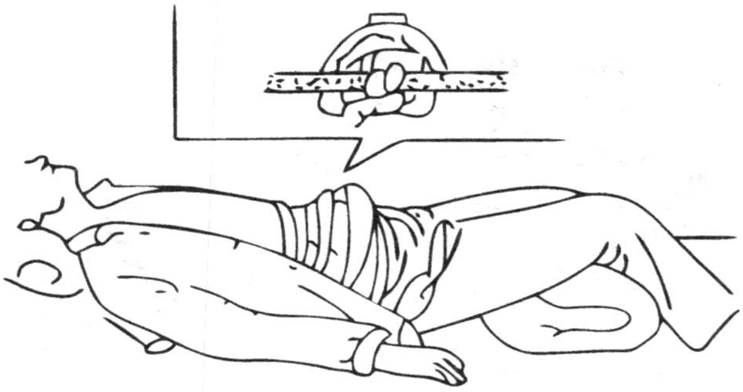

图 5-26 腹部内脏脱出伤员的搬运法

2. 昏迷伤员

使伤员侧卧或俯卧于担架上,头偏向一侧,以利于呼吸道分泌物的引流。

3. 骨盆损伤的伤员

先将骨盆用三角巾或大块包扎材料做环形包扎后,让伤员仰卧于门板或硬质担架上,膝微屈,膝下加垫(图 5-27)。

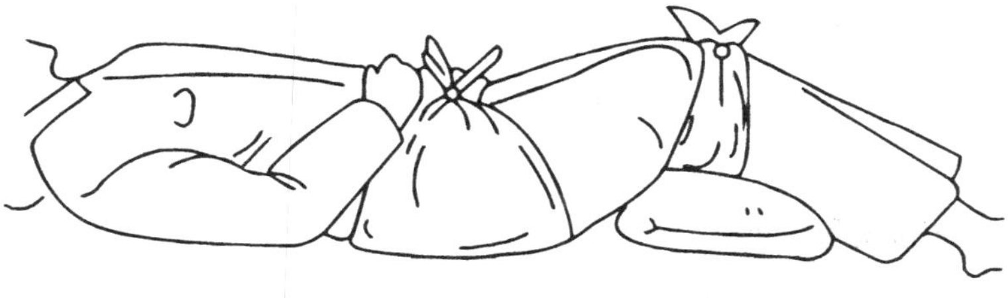

图 5-27 骨盆损伤伤员的搬运法

4. **脊柱、脊髓损伤的伤员**

搬运此类伤员时，应严防颈部与躯干前屈或扭转，应使脊柱保持伸直。对于颈椎伤的伤员，要有3～4人一起搬运，1人专管头部的牵引固定，保持头部与躯干成一直线，其余3人蹲在伤员的同一侧，2人托躯干，1人托下肢，一齐起立，将伤员放在硬质担架上，伤员的头部两侧用沙袋固定住（图5-28）。对于胸、腰椎伤的伤员，3人同在伤员的右侧，1人托住背部，1人托住腰臀部，1人抱持住伤员的两下肢，同时起立将伤员放到硬质担架上，并在腰部垫一软枕，以保持脊椎的生理弯曲。

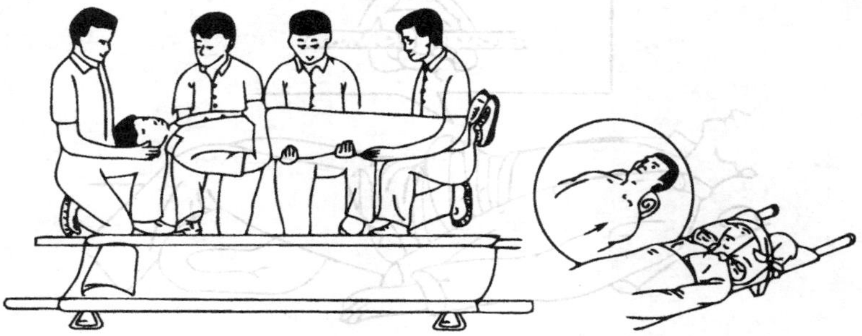

图5-28　颈椎损伤伤员的搬运法

5. **身体带有刺入物的伤员**

应先包扎好伤口，妥善固定好刺入物，才可搬运。搬运途中避免震动、挤压、碰撞，以防止刺入物脱出或继续深入。刺入物外露部分较长时，应有专人负责保护刺入物。

6. **颅脑损伤的伤员**

使伤员取半卧位或侧卧位，保持呼吸道的通畅，保护好暴露的脑组织，并用衣物将伤员的头部垫好，防止震动。

7. **开放性气胸的伤员**

搬运封闭后的气胸伤员时，应使伤员取半坐位，以坐椅式双人搬运法或单人抱扶搬运法为宜。

（三）搬运时的注意事项

（1）搬运过程中，动作要轻巧、敏捷、步调一致，避免震动，以减少伤病员的痛苦。

（2）伤（病）员抬上担架后必须扣好安全带，以防止坠落；上、下楼梯时应保持头高位，尽量保持水平状态；担架上车后应予固定，伤（病）员保持头朝前脚向后的体位；对不同病情的伤（病）员要求不同的体位，使病员舒适。

(3)密切观察生命体征，保持各种管道通畅。

(4)输液病人应妥善固定，保持通畅，防止滑脱，注意输液速度的调节。

(5)对骨折及脱位、大出血的病人，应先固定、止血后再搬运。

(6)重视危重病员的心理支持，使病员积极面对。

第六章
灾难的急救

任何能够造成设施破坏，经济严重损失、人员伤亡，人的健康状况及社会卫生服务条件恶化的事件，当其破坏力超过了发生地区所能承受的程度而不得不向地区以外的地区求援时，称之为灾难。灾难主要分为自然灾难、人为灾难、复合灾难三大类。自然灾害以自然变异为主因，可以分为八大类：气象灾害、海洋灾害、洪水灾害、地质灾害、地震灾害、农作物生物灾害、森林草原火灾和重大生物灾害。人为灾害以人为因素为主因，主要包括自然资源衰竭灾害、环境污染灾害、火灾、交通灾害、人口过剩灾害、危险化学事故、恐怖袭击及核灾害等。由自然或人为灾害引发或并发另一种，则称之为复合灾害。当灾害超出受灾地区现有资源承受能力的时候就演变为灾难。

灾难救援是灾害发生后，政府、社会团体、个人组织等各级各界力量参与救灾，以减轻人员伤亡和财产损失为目标的行动。通过利用便捷的通讯手段，及时组织救护力量，在现场对个体、群体实施及时有效的救助，进行必要的医学处理，挽救生命，减轻伤残。采用现代交通手段，在医疗监护下，将患者送抵医院，接受进一步救治，降低灾害伤的发生率、伤残率和病死率。

第一节　灾难的救治原则

一、灾难救援的基本要素

由于灾害的性质不同，灾难救援需要根据实际的情况制定相应的方案，虽然灾难救援涉及因素较多，但基本的要素主要是有救援组织指挥系统、交通和通讯、救援队伍的组成与训练、现场搜救与伤员抢救、救灾物资准备与投放以及媒体管理等诸多环节。这些环节的有效组织、协调和科学管理可以提高灾难救援工作的效率，有利于救灾工作的顺利开展，在灾害救援中起到至关重要的作用，构成了灾难救援的基本要素。

（一）灾难救援的组织指挥系统

灾难往往在短时间内产生大量伤病员，伤病种类复杂，伤病情严重、紧急，要求抢救及时，卫生救援任务重。同时灾区破坏严重，卫生救援工作面临诸多困难，由于基础生活设施破坏，传染病发生和流行因素增加。此外，由于灾害种类繁多，成灾的原因不一样，灾损的程度、范围、对社会自然环境等影响千差万别，灾难伤病员的脱险、抢救、治疗、转送等工作的涉及面极广，影响因素众多。为使整个救援工作高效有条不紊地进行，必须要有经过训练的，具有一定组织能力的人进行指挥调度、协调，这种对灾难伤员救护工作的管理活动称为灾难伤病员救护组织指挥。

1. 灾难救援的组织指挥的要求

（1）及时掌握和正确分析灾难情况　对灾难发生基本情况的正确判断是有效组织实施医学救援的前提条件。政府卫生行政部门和其他救援机构应该获得在灾难各个阶段的较完全的和有用信息，如受灾程度、灾情变化趋势、人口伤亡估计、医疗救治情况和卫生资源消耗情况。这些信息主要用于救灾决策和指挥和医疗资源调配。

（2）制定救灾方案和灾前准备　灾难医学救援实施的效果在某种程度上取决于当地政府、救灾组织以及居民平时防灾、减灾、救灾和防病意识，以及政府是否在灾难发生前做好了各种必要的准备并具有应对灾难的应急能力。

（3）制定周密救灾计划，合理使用救灾医疗资源　灾难发生后，各级政府公务人员尤其是卫生行政人员应立即投身于抗灾第一线，沉着应战，有力指挥救灾防病工作，尽快将当地和就近地区卫生力量集中起来，充分利用在灾难中尚存的卫生力量，包括医务人员、卫生装备和物质，立即组织灾民自救和互救。在使用卫生资源方面，为了应付突发事变的需要，应保持机动卫生力量投入可能新出现的公共卫生救援中去。

（4）协调各方救灾力量　灾难发生前，各级政府应充分了解灾难救援机构及其国际救援体系及其运行机制，建立抗灾协作机制。在灾难发生后，当地政府应采用一切可能的方式向上级、周边部队、地方政府、国内外救援组织和社会团体报告灾情并提出协作要求。并在外援到达之后进行协调各方救灾力量实施有效救援。

（5）预防灾后传染病和其他与灾难相关集中暴发疾病的控制　大灾之后常有大疫，应该有效做好灾民心理卫生、食品和饮用水卫生、环境卫生方面的监测和疾病报告工作，加强免疫预防灾后可能发生的传染病，解决营养问题，尤其是老人、儿童和孕期妇女的营养和卫生问题,切实加强灾后疾病预防控制工作。

2. 灾难医学救援的组织的构成

(1)医疗卫生救援领导小组　国务院卫生行政部门成立突发公共事件医疗卫生救援领导小组,领导、组织、协调、部署特别重大突发公共事件的医疗卫生救援工作。国务院卫生行政部门卫生应急办公室负责日常工作。省、市(地)、县级卫生行政部门成立相应的突发公共事件医疗卫生救援领导小组,领导本行政区域内突发公共事件医疗卫生救援工作,承担各类突发公共事件医疗卫生救援的组织、协调任务,并指定机构负责日常工作。

(2)专家组　各级卫生行政部门应组建专家组,对突发公共事件医疗卫生救援工作提供咨询建议、技术指导和支持。

(3)医疗卫生救援机构　各级各类医疗机构承担突发公共事件的医疗卫生救援任务;其中,各级医疗急救中心(站)、化学中毒和核辐射事故应急医疗救治专业机构承担突发公共事件现场医疗卫生救援和伤员转送,各级疾病预防控制机构和卫生监督机构根据各自职能,做好突发公共事件中的疾病预防控制和卫生监督工作。

(4)现场医疗卫生救援指挥部　各级卫生行政部门根据实际工作需要在突发公共事件现场设立现场医疗卫生救援指挥部,统一指挥、协调现场医疗卫生救援工作。

(二)交通和通讯

1. 交通

道路交通的畅通对救援队伍和救灾物资的投放和伤员后送是至关重要的。灾难导致各种建筑物破坏、倒塌,树木折断和电线杆倾倒严重影响道路畅通。房屋倒塌,道路桥梁破坏,水电中断,卫生设施被毁,致使伤病员医疗救护、转送、物资供应、救援人员后勤保障遭遇困难。应急救援首先应该评估交通情况,采用一切可能的交通形式包括铁路、公路、水路和航空等方式将救援队伍和救灾物资运送到灾区。直升机在投送救援队伍和救援物资等灾难救援中发挥巨大作用,尤其是灾难发生在山区,地面交通被毁或受阻的情况下。

2. 通讯

通讯联络在通报灾情、请求救援物资和后送伤病员等医学救援中起至关重要的作用,同时也是灾民寻找亲人的主要途径。在某些灾难,尤其是在较大规模自然灾害发生之后,道路中断、灾区与外界的正常通讯联络设施包括线路和移动电话中转站遭到严重破坏。在组织救灾时也必须有多套可靠的专用通讯联络系统,才能做到迅速并及时的指挥和协调各救灾组织的救灾活动。故在灾害救援计划中必须有可替代的备用的有线和无线通讯设备，以保证救灾指挥部与灾害现场、各医疗机构、交通运输部门、公安、消防、武警、军队、药械、血液供应以及后勤供给部门的通讯联络畅通无阻。常用的通讯方法包括有线通讯、无线通讯和卫星通讯系统。

（三）灾难救援队伍的组成及其搜救工作的展开

1. 救援队的组成

救援队主要包括搜索、救援、医疗和技术人员等组成，人员的专业组成涵盖多个领域，交通、工程建筑、应急管理、公共卫生和医疗服和消防等，救援队的队员不但要求具有健壮的身体，还要具备良好的心理素质和敏捷的观察力和判断能力。此外，救援队的成员要经过严格的系统的救援训练以及救援理论知识的学习，了解和熟悉灾害的发生及所造成的影响，掌握救援的基本技能和相关设备的使用。

同时，救援队应具有完善的设备，救援队的设备可以分为个人和集体两部分组成，个人的装备主要包括服装、头盔、睡袋、防护镜、防尘面具、刀具、睡袋、手套等；集体的设备有交通工具、通讯设备、生命探测系统、破拆系统、医疗及照明，还有后勤保障装备如发电、食物和水供给等。

救援队基本上由搜索组、救援组、技术保障组、医疗组等组成。其具体的分工是搜索组负责搜索及确定受困人员的位置；救援组负责将受困人员解救出来；技术保障组负责与地方力量的沟通协调、评估和加固结构，有害物质的确定与处理，并负责内部之间的沟通和协调；医疗组负责在救援过程中对受难人员及救助时受伤队员提供紧急的医疗救治。

在救援的过程中要注意人员的个人防护问题，灾后的环境复杂，所处的环境随时都会有危险发生，所以在救援过程中个人防护器材的使用是十分必要的，要根据不同的灾害选择相应的防护器材，如保护呼吸道的面罩或带有呼吸装置的防护服、头盔和防护镜等器材的使用可以保护救援人员由于毒气、粉尘，塌落物体等所带来的伤害。灾害的救援应体现安全原则，既达到救援的目的，又使救援人员的安全得到保障。

2. 搜救工作的展开

搜索与营救是灾害医学救援中两个重要环节。搜索时为了发现和确定受困人员为营救工作的及时开展确定具体的位置；而营救是指运用相关工具通过人搬运、拆除、起重等方式将受困者脱离险境的行动。救援队到达现场后，首要任务是发现被困人员的位置，及时对现场的状况进行了解和检查，确定搜查和救援的重点地区和部位。如果能得到所搜救地点建筑的结构图会对确定建筑里可能用于避难的位置和人员可能集中的部位的确定并及时开展救援行动起到一定作用。

搜索的主要形式有人工搜索、搜索犬搜索和仪器搜索。在实际的搜救中，各种方法综合使用，相互补充，根据具体的情况选择相应的搜索方式进行搜索。在搜索过程中发现有生存的受困者并进行营救时，首先应给意识清醒者提供基本生命救援，提供生理盐水和必要的食物，保持生命管道通畅，然后开展相应的营救工作。应当注意安全及时地去除影响营救的障碍物。

在营救成功后立即实施简单的处理如固定和包扎，搬运时要合理移动头部、颈部、躯干和肢体，避免造成二次损害，迅速送往专门的医疗机构进行救治。医疗救护在营救过程中起到非常重要的作用，贯穿整个营救的全过程。另外救援人员还要注意和加强自身安全的保护。在实施救援过程中，对发现的受困人员要及时进行心理救援并进行沟通，使其在精神上树立获救的信心，同时及时了解目前的身体状况，给以必要的紧急措施维持其生命的安全，从心理和生理两个方面进行相应的工作，保证救援工作的成功。

(四)后方医院的任务和准备

1. 医疗后送体系的确立

在灾难破坏程度小，发生伤员绝对数量上少的情况下，伤员可就近转入能实施确定性治疗的医疗机构；在重大灾害的救援中，伤员多，当地医疗机构遭受破坏或无能力实施伤员的救治工作，应当建立伤病员医疗后送体系，组织实施伤员医疗后送。伤病员医疗后送体制采用具有新特点的分级救治原则。一般情况下按现场急救、医疗机构早期治疗、后方医院专科治疗三级为宜，有时也可为二级。2008 年的汶川地震的医疗救援工作中，伤员的救治可分为现场抢救小组的现场急救、震区医院的早期治疗和后方医院的专科治疗和康复治疗，是典型的三级救治模式。如果伤员数量少，可以在就近的医疗条件较好的医院实施确定性治疗，可以将伤员经现场急救后，直接将伤员送至指定的、能实施专科治疗的医疗机构，终结治疗后不再后送，此种形式类似以前的灾害医学救援所提的院前急救和院内治疗的二级救治模式，

2. 后方医院的任务和准备

后方医院(rear hospital)指灾区附近或远离灾区的被指定接收灾区伤病员的军队医院和地方医院，一般均有综合专科救治能力。后方医院收到指定接收伤病员的任务后需成立专门的领导小组负责抽调各科室专业人员进行编组。附近后方医院是指灾区附近的当地医院和前来支援的军队和地方医院。一般应选在交通方便、地势开阔及水电齐全的地区展开，也可充分利用当地现有的设施与建筑展开。2003 年 SARS 爆发期间的小汤山医院就属于典型的附近后方医院。远距离后方医院是指远离灾区，接收灾区后送伤员的各种医院。在特大灾害，尤其遇到伤亡极大，当地医院难以承受救治任务的情况下，必

须将大量伤员后送至此类医院救治。由于近年来我国交通运输的加大建设，增设了大量的远距离后方医院。

后方医院在接收伤员时，随伤员一起接收的还有一份医疗后送文书或医疗病历。医疗后送文书（document for medical evacuation）是用来记载和传递伤病情况及救治经过，是各级救治机构实施连续性治疗的重要依据。

（五）救灾物资和媒体的管理

救灾应急物资是保障救灾工作的重要因素。媒体是联系救灾工作与国内和国际社会的桥梁。一方面，通过媒体宣传不但能让民众了解灾情和救灾情况，还能通过灾情报道募集救灾物资；另一方面，救灾物资是募集、运输和投放需要公共媒体监督，以保证救灾物资的正确合理使用。

二、灾难医学救治原则

灾难医学救援采用分级救治，是指分阶段、分层次救治伤病员的组织形式，又称阶梯治疗。目的是充分利用有限资源，及时救治危重者，提高救治效果，降低死亡率。主要用于两种情况：①医疗资源相对于伤病员的需求不足，需要将有限的资源首先用于最需要救治和救治效果最显著的伤员；②危及生命或肢体的严重创伤需紧急救治，不允许长时间转运到大型医疗中心或创伤中心，只能就近在黄金时间内给予紧急救治。

（一）分级救治原则

1. 及时合理

所谓及时，就是要求伤员在受伤后 10 min 内获得现场急救，3 h 内获得紧急救治，6 h 内得到早期治疗，12 h 内接受专科治疗。为此，应做好现场的抢救，并积极后送，勿使伤员在现场过多、过久地滞留。对大批伤员的救治，必须坚持群体救治的高效性，也就是说，以有限的人力、物力资源服务于最大多数的伤员，以尽可能多地救治伤员为目标，不宜在前线采取不恰当的措施治疗少数伤员而影响多数伤员的及时救治。

2. 连续继承

分级救治本身就是将完整的救治过程分工、分阶段进行。因此，为保证救治工作的完整，各级救治应连续继承，使整个救治工作不中断，各级救治不重复。前一级救治要为后一级做好准备，后一级救治要在前一级的基础上补充其未完成的救治，并采取进一步的措施，使前后紧密衔接，逐步完善，共同形成一个完整、统一的救治过程。为此，每一个医务人员要对伤情的特点、病理过程和伤病员处理原则有统一的认识和理解，每一个救治机构要采取某一种相应的救治形式，并按规定的任务和救治范围实施救治。另外，必须按规定填写统一格式的医疗后送文书，在分级救治中准确传递伤病员伤情及处置的信息，使前后继承有所依据，保证伤病员分级救治的连续性和继承性。

3. 治送结合

后送的目的是使伤病员逐级获得完善的治疗。所以，医疗与后送应相辅相成、缺一不可。各级救治机构应根据环境情况、伤病员数量及结构特点、本机构所担负的救治任务及卫生资源状况、分级救治体系的配置和医疗后送力量等，因时因地制宜，不能只强调治疗而延误伤病员向下一级救治机构后送，也不能一味后送而不采取必要的治疗措施，从而造成伤病员在后送途中伤病情恶化。伤病员分级救治过程中的关键环节是后送过程中前后衔接，保证既不中断、也不重复。在后送过程中应不间断医疗救治过程，保证伤病员安全后送到下一级医疗机构。

(二)分级救治模式

一般分三级：第一级为现场急救，第二级为早期治疗，第三级为专科治疗。

1. 一级救援(现场急救)

救灾队伍及其成员(包括医务人员、公安和消防人员、部队指战员、民兵预备役、群众、担架员和挖掘人员)在灾难现场对伤病员实施初步急救措施。首先将伤病员从各种灾难困境中抢救出来，然后进行包扎、止血、固定、心肺复苏和其他急救措施，主要任务是抢救伤病员生命、维护生命体征，再把伤病员集中起来，转送到早期治疗机构。在现场救治阶段，要求医学救援迅速及时。时间对于挽救生命、提高治愈率和减少残废率至关重要。大出血、窒息、中毒可因延迟数分钟而死亡，可因提早几分钟而得救。因此，对非医疗专业人员应该在平时进行急救基本知识和技能进行培训和训练，以便在应急救援过程中正确施救。

2. 二级救援(灾区附近医院的早期治疗)

应用灾区现有的、尚能发挥功能的各级医疗机构和设施和单独设立的外援医疗队进行急救，也可以由外援医疗队利用当地医疗设施开展早期治疗。其基本任务是对经过现场抢救小组处理或没有处理而直接送来的伤病员进行检伤分类、登记、填写病历或伤票，实施紧急治疗，包括开颅减压、气管切开、缝合开放气胸、胸腔闭式引流、腹部探查、手术止血、抗休克、挤压伤筋膜切开减压、清创、四肢骨折复位和固定以及抗感染。留治轻伤病员和暂时不宜后送的危重伤病员，隔离和治疗传染病患者。对创伤伤员来说，在12 h内必须得到清创处理。将需要专科治疗和需要较长时间恢复的伤病员后送到指定医院。早期治疗效果对降低残废率、提高生存质量具有重大意义。

3. 三级救援(后方医院的专科治疗)

由指定设置在安全地域的较大型综合医院和专科医院实施对灾区后送的伤病员特殊伤情进行专科治疗,直到伤(病)愈出院。

三、灾难现场的医学救援

灾难现场的医学救援是在现场、临时医疗所等医院外环境中,针对各种灾难导致的人员伤害所实施的救援。整个救治过程的管理和组织指挥起关键作用。完善灾难医学救援的组织体制建设能够缩短灾难救援早期的混乱状态,高效完成医学救援工作。参加急救工作的单位及医护人员在接到医疗救援的指令后应该立即组队并赶赴现场,到达现场后应当立即向“灾害事故现场医疗救援应急指挥中心”报到,并接受统一指挥和调遣。具体的救援措施包括脱离危险区域以及伤员分拣、现场急救、伤员转运等灾难伤员医学救援技术。急救原则是先救命后治伤,先重伤后轻伤,先抢后救,抢中有救,尽快脱离事故现场,先分类再后送。医疗救护人员以救为主,其他人员以抢为主,各负其责,相互配合。医学救援目标是为最大数量的人群提供最大的利益。救援人员在救护的过程中要具有生存技能和自我防护能力。

(一)脱离危险区域

事故发生后首先要将伤员从事故现场脱险,安全移出,以避免进一步的伤害。移动伤员时要轻柔,避免鲁莽的动作,移动过程中要特别注意可能发生脊髓损伤,或使原有的损伤加重,对可疑脊髓损伤的患者要由 3 名以上急救人员同时搬动,移动前先固定颈部,移动过程中保持头颈脊柱成一轴面。要注意判断现场的危险程度,注意有无可能导致施救者伤亡的情况,如着火、爆炸、触电等。

(二)伤员的现场分拣

现场分拣也称检伤分类,是根据生理体征、明显的解剖损伤、致伤机制及伤员一般情况等,对患者伤情做出判断,以便有效对伤员实施救治和后送转运,发现可能危及生命的重要损伤。最大限度地发挥有限医护人员的作用,把救护力量投入最需要救护的伤员身上。

1. 现场分拣的目的

(1)在突发的灾害事故现场,医疗救援力量往往是有限的,尤其在事发初期急救医疗资源可能十分匮乏。因此必须将有限的急救资源投入最需要救护的伤员身上,优先保证抢救重伤员。现场分拣就是要尽快把重伤员从一批伤亡人群中筛查出来,争取宝贵的时机在第一时间拯救,从而避免重伤员因得不到及时救治而死于现场。轻伤员由于身体重要部位和脏器未受损伤，没有生命危险，可以在现场轮候，等待稍后的延期医疗处理。

(2)面对重大的灾害事故，现场分拣可以将众多的伤员分为不同等级，按伤势的轻重缓急有条不紊地展开现场医疗急救和梯队顺序后送，从而提高灾害救援效率，合理救治伤员，积极改善预后。同时，通过现场分拣可以从宏观上对伤亡人数、伤情轻重和发展趋势等，作出一个全面、正确的评估，以便及时、准确地向有关部门汇报灾情，指导灾难救援，决定是否增援。

(3)对于每一位伤员，在灾害现场都应该进行院前检伤分类，确定其个人在伤亡群体中的伤情等级，决定是否给予优先救治和转送。当伤员抵达医院后，仍应逐个院内检伤分类完成分诊，并且动态地对照比较创伤评分，判断伤情的严重程度，推测每个伤员的预后和治愈时间。

2. 分拣依据

所有参加创伤救治的人员应具备创伤、损伤机制、影响因素等知识，但尚无确定的单一因素能确保分拣成功。除伤前状态、医疗和环境资源等因索外，分拣时应考虑以下因素评估伤情。

(1)伤员的一般情况　如年龄，性别、基础疾病、既往史、心理素质，以及致伤因子的能量大小等，都可影响到伤情程度和检伤分类等级。但决不可以根据伤员的呻吟喊叫程度来判断伤情的轻重。

(2)重要生命体征　如伤员神志(格拉斯哥评分≥11 分)、脉搏(正常 60 ~ 100 次/min、有力)、呼吸(正常 14 ~ 28 次/min、平稳)、血压(正常收缩压>100 mmHg 或平均动脉压>70 mmHg)、经皮血氧饱和度(正常 SpO_2>95%)、毛细血管充盈度(正常<2 s)、尿量(正常>30 mL/h)等生理指标和动态变化参数，是判断伤情严重程度的客观定量指标，对检伤分类具有重要的指导价值。

(3)受伤部位(伤部)　根据解剖生理关系，通常将人体笼统地划分为九个部位(CHANSPEMS)，即胸部 C、头部 H、腹部 A、颈部 N、脊柱脊髓 S、骨盆 P、上下肢体 E、颌面 M、体表皮肤 S，其中以 CHANS(头部、颈部、胸部、腹部和脊柱)最为重要。在对伤员充分暴露、完成全身查体后，伤部的定位应具体化描述，如上下、左右、前后等，并尽量用数字表达受伤范围。

(4)损伤类型(伤型)　根据受伤后体表是否完整、体腔是否被穿透以及伤道形态，可大致分为开放伤/闭合伤、穿透伤/钝挫伤、贯通伤/非贯通伤等，以开放伤和穿通伤最为严重。

(5)致伤原因(伤因)　导致人体受伤的原因通常分为四大类，即交通事故伤(如机动车、飞机、舰船)，机械性损伤(如钝器、锐器、挤压、高处坠落)，枪械火器伤(如刀刃、枪弹、爆炸、冲击），以及其他理化因素致伤（如烧伤、烫伤、冻伤、电击伤、放射性损伤、化学品灼伤等）。

3. 现场分拣的四个等级、标识与救治顺序

按照国际公认的标准，灾害现场的现场分拣分为四个等级：轻伤、中度伤、重伤与死亡，统一使用不同的颜色加以标识，必须遵循下列的救治顺序。

（1）立刻处理：危重伤员（红色标识）　伤员的重要部位或脏器遭受严重损伤，生命体征出现明显异常，心搏呼吸随时可能骤停；常因严重休克而不能耐受根治性手术，也不适宜立即转院（但可在医疗监护的条件下从灾难现场紧急后送）。

（2）限时处理：重伤员（黄色标识）　伤情介于危重伤与轻伤之间。伤员的重要部位或脏器有损伤，生命体征不稳定，如果伤情恶化则有潜在的生命危险，但短时间内不会发生心搏呼吸骤停。

（3）延期处理：轻伤员（绿色或蓝色标识）　重要部位和脏器均未受到损伤，仅有皮外伤或单纯闭合性骨折，而无内脏伤及重要部位损毁，生命体征稳定。

（4）最后处理：死亡或濒死者（黑色标识）　死亡的标志为脑死亡和自主循环停止，心电图持续呈一条直线；同时，伤员心脏停搏时间已超过 10 min，且现场一直无人进行心肺复苏，或者伤员明显可见的头颈胸腹任一部位粉碎性破裂、断离甚至焚毁，即可现场诊断伤员生物学死亡。

4. 伤员分拣方法

多数国家采用四色分拣法，即红、黄、绿（或蓝）、黑四色系统，以醒目的伤员标志卡片表示，使救护者根据卡片颜色即知救治顺序。简明检伤分类法适用于灾难现场短时间内大批伤员的初步检伤，由最先到达的急救人员对伤病员进行快捷地辨别及分类。通常分为四步。

（1）第一步　行动检查：行动自如（能走）的伤病员为轻伤患者，标绿标；不能行走的患者检查第二步。

（2）第二步　呼吸检查：无呼吸者，标黑标；呼吸频率>30 次/min 或<6 次/min，为危重患者，标红标；每分钟呼吸 6～30 次者，检查第三步。

（3）第三步　循环检查：桡动脉搏动不存在，或甲床毛细血管充盈时间>2 s 者，或脉搏>120 次/min，为危重患者，标红标；甲床毛细血管充盈时间<2 s 者，或脉搏<120 次/min，检查第四步。

（4）第四步　清醒程度：不能回答问题或执行指令者，标红标；能够正确回答问题和执行指令，标黄标或绿标。

(三)现场急救

在对伤员进行分拣的同时,现代救援医学要求对威胁生命的损伤立即进行现场处理,急救人员应当根据现场环境和条件灵活运用各种急救技术,最大程度上降低伤死率、伤残率,为后续治疗争取时间,为确定性治疗提供机会。

1. 基础生命支持

灾难现场基础生命支持的首要措施是保持危重伤员呼吸道通畅,对其呼吸、循环功能进行支持。

(1)保持呼吸道通畅　受伤致气道阻塞可于数分钟内因窒息而导致呼吸及心搏停止,保持气道通畅和防止误吸是创伤患者救治的首要措施,特别是颌面、颅脑、颈椎和胸部受伤者应特别注意导致气道梗阻的因素。如口腔、颌面部损伤时气道的危险因素包括血凝块、碎骨块、泥土等异物吸入呼吸道所致梗阻;颅脑损伤时气道的危险因素包括颅底骨折导致血管损伤出血而快速阻塞呼吸道,脑疝影响呼吸功能;颈椎损伤固定颈椎时须优先考虑气道,保持通畅。

(2)呼吸功能支持　对有呼吸功能障碍的伤员应及时寻找原因予以排除,有条件给予吸氧。判断患者有无自主呼吸,如无自主呼吸则应立即行人工呼吸。有开放性气胸应密封包扎伤口。出现进行性呼吸困难、气管偏移、广泛皮下气肿等考虑张力性气胸时,应立即穿刺抽气减压。

(3)循环功能支持　除须行心肺复苏的伤员外,灾难现场救援中的循环功能支持的措施还包括控制出血,如判断为胸、腹腔内严重出血时,须紧急救治后送到有条件行紧急手术止血的医疗单位。

2. 高级生命支持

在灾难现场位根据出血情况,在控制出血后应进行充分、足量的液体复苏,必要时建立2~3个静脉通道补液,快速输注等渗盐水或平衡盐液1 500~2 000 mL,然后再补适量的全血或血浆及其代用品,并监测中心静脉压、尿量等。成人尿量超过30~50 mL/h,说明液体复苏充分,如果低血容量不能纠正,应怀疑仍存在大出血,或评价是否存在心脏压塞、张力性气胸和急性心源性休克。

3. 内脏损伤的判断

应严密观察有无脏器活动性出血。颅脑伤后要严密观察神志、瞳孔大小和肢体活动。胸部伤后要严密观察有无心包或胸腔内积血,有条件时可行胸腔穿刺以明确诊断及伤情严重程度。腹部钝挫伤要特别注意有无腹部移动性浊音,有条件时可行腹腔穿刺以明确诊断及伤情严重程度。

4. 灾难伤员的创伤急救

灾难现场除外生命支持措施，最常见的外伤为出血、骨折。多采用止血、包扎、骨折固定、搬运等项急救技术，具体内容详见第十五章。

（四）后送与途中监护

经过现场救护后，要将现场伤员后送到后一级医疗救护机构进一步救治，并在后送途中监护病人情况，随时对患者突发情况给予医疗干预。

1. 后送指征

（1）经现场检伤分类后确定为生命体征稳定、但需立即手术的重伤患者。

（2）经现场紧急处理后生命体征趋于稳定的危重患者。

（3）完成本级治疗，需进行后一级治疗的伤患。

（4）伤情危重、生命体征不稳定、但经过紧急救护可以存活，而现场无救护条件者应在严密医学监护下紧急后送。

（5）伤员的重要部位或脏器有损伤，生命体征不稳定，如果伤情恶化则有潜在的生命危险，但短时间内不会发生心搏呼吸骤停。院内救治或及时手术可以使这部分伤员存活。因现场无手术条件应立即在医疗监护下后送到有治疗条件的医院内治疗。

（6）伤员的重要部位和脏器均未受到损伤，仅有皮外伤或单纯闭合性骨折，而无内脏伤及重要部位损毁，因此伤员的全部生命体征稳定，不会有生命危险，可在非医疗监护下后送。

（7）中毒物不明确的伤员，应保持呼吸道通畅，按红色标识处理，并迅速后送。

2. 后送交通工具选择

（1）公路　接收医院距急救现场较近，公路交通通畅。

（2）铁路　当地医疗机构不能处理患者伤情，须向较远的上级医院转送，且患者呼吸、循环状态稳定。或者灾难现场公路交通受阻，经一级救援后生命体征稳定的伤者，在医疗监护下，可经铁路后送。

（3）航空　当地医疗机构不能处理患者伤情，须向较远的上级医院转送，且患者呼吸、循环状态稳定。或者灾难现场其他交通受阻，患者病情危重，需紧急治疗，而现场又无治疗条件，可在医疗监护下紧急后送。所有后送实施由卫生行政部门协调完成

3. 后送工作内容

（1）对已经检伤分类待送的伤病员进行复检。对有活动性大出血或转运途中有生命危险的急危重症者，应就地先予抢救、治疗，做必要的处理后再进行监护下后送。

（2）认真填写转运卡提交接纳的医疗机构，并报现场医疗卫生救援指挥部汇总。

(3)在转运中,医护人员必须在医疗仓内密切观察伤病员病情变化,并确保治疗持续进行。

(4)搬运伤员时要根据具体情况选择合适的搬运方法和搬运工具。在搬运伤员时,动作要轻巧、敏捷、协调,避免造成二次损伤。

(5)合理分流伤病员或按现场医疗卫生救援指挥部指定的地点转送,任何医疗机构不得以任何理由拒诊、拒收伤病员。

(6)伤员后送,要掌握后送指征。送出单位和后送医疗队均要把关,对不符合后送条件者不后送。

第二节 自然灾害

自然灾害是指由于人类赖以生存的自然界发生异常变化,而造成的人员伤亡、财产损失、社会失稳、资源破坏等或一系列事件。90%的自然灾害跟天气、水和气候事件有关。各种不同自然灾害的发生及其危害各具特点,可针对性地采取科学、高效的医学救援策略。医学救援方法应有所侧重。

一、地震

地震(earthquake)又称地动、地振动,是地壳快速释放能量过程中造成振动,期间会产生地震波的一种自然现象。全球每年发生地震约550万次。地震常常造成严重人员伤亡,能引起火灾、水灾、有毒气体泄漏、细菌及放射性物质扩散,还可能造成海啸、滑坡、崩塌、地裂缝等次生灾害。

地震灾害指由于地震而造成人员伤亡、财产损失、环境和社会功能的破坏。地震灾害是群灾之首,具有突发性、不可预测性以及频度较高,产生严重次生灾害,并对社会造成很大影响等特点。地震破坏因素有自然因素和社会因素,包括地震的震级、震中距、震源深度、发震时间、发震地点、地震类型、地质条件,以及建筑物抗震性能、地区人口密度、经济发展程度和社会文明程度等。但是地震灾害是可以预防的,做好综合防御工作可以最大程度地减轻自然灾害。

(一)危害特点

地震灾害在发生时间上具有突然性,在发生的地域上具有不可预见性或广阔性,特别是破坏性强烈地震可以在瞬间对人类生命和财产安全造成严重威胁、伤亡和损毁。

1. 发生突然，防御难度大

地震的孕育是缓慢的，但发生却十分突然，令人猝不及防。一次地震，持续时间往往只有几十秒，却足以摧毁整座城市。人们毫无思想准备和防护措施，造成的人员伤亡非常惨重。此外，建筑抗震性能差，人们防御地震的意识差，都是造成地震防御难度大的原因。

2. 破坏力强，伤亡惨重

地震释放的能量巨大，破坏性极强，甚至是毁灭性的，首先是造成大量人员伤亡，大量建筑物毁坏。还可造成山崩、滑坡、泥石流、地裂、地陷、喷砂、冒水等地表的破坏和海啸。严重地震灾害可造成数以万计的人员伤亡，同时，造成人们精神、心理障碍。

3. 次生灾害多、复杂

地震次生灾害指强烈地震发生后，自然以及社会原有的状态被破坏，造成山体滑坡、泥石流、水灾、瘟疫、火灾、爆炸、毒气泄漏、放射性物质扩散等一系列的对生命产生威胁的灾害。火灾是次生灾害中最常见、最严重的。城市是各种生命线工程高度集中的地区，地上地下各种管网密布，次生灾害源集中，所以地震次生灾害重。

4. 地域性分布和周期性

地震发生与发生地的地质构造状况密切相关，地震往往发生在地球上那些断层活动最强烈的地质构造带，地震的发生呈现一定的地域性分布和周期性特征。

5. 地震预报困难

目前，人们对地震灾害还停留在监测阶段，还不能准确有效地预报地震的发生。

（二）地震灾害的救援

地震灾害现场医疗救援具有突发性，救治环境和伤病员伤情的复杂性，组织协调的临时性和大量伤病员需要同时救治的特征，作为参与灾害事故现场抢救的医务人员或公民，必须要有条不紊地开展抢险救灾工作。

1. 确立救护指挥官

一般由医疗救援队队长担任，其主要任务包括：①向总指挥汇报现场情况及反应等级；②联系其他救援单位；③建立通信系统；④决定现场部署，通知指挥中心及其他救援单位；⑤分配救护人力，并监督各个部门的工作；⑥必要时请求支援；⑦根据现场情况的变化，提升或降低反应等级并通知指挥中心；⑧直接对现场救护工作的成败及效率负责。

2. 医疗救援队分组

医疗救援队需要若干个救援组组成，保证救灾工作能够协调高效进行。①现场抢救小组:搜救人员和医护人员组成,在寻找和抢救伤员。完成初步的救治工作和维持生命所必须的处理,这一组承担的任务是挽救病人性命的关键。②后送小组:由医护人员和运送单位组成,医护人员负责救护保障,根据震灾现场和救治医院的距离路途情况需要组织担架队、救护车、救护船运送,有时特殊的重伤员需直升机远距离运送。③药械供应小组:负责医疗队的药品、器具供应,要保证供应足量的止血带、三角巾、多头带、急救包、小夹板、环甲膜切开器、止痛镇静药等。④救治医院:震灾地区及其附近能够开展工作的医院都应积极投入到救治工作中去,全力组织好医护人员,做好伤员的接诊、分类、登记和救治,尽快安排出足量的床位接受伤员。

3. 寻找和救护伤员

①抢救顺序:先救命后治伤,先抢救危重伤员后治轻伤,先救活人后处置遗体。②处置迅速及时:力争早抢救,快转移,迅速脱离危险场所。对大出血、严重创伤、窒息、中毒脱水者应现场进行必要的急救处置,包括保持呼吸道通畅;心肺复苏;快速止血;及时处理气胸;防止休克及抗感染;及时处理伤口;骨折固定包扎固定;妥善保存离体组织器官;正确搬运伤员。③救护过程环环紧扣:确保现场急救措施紧密衔接、完善,规范填写统一格式的简要医疗文书,以保障后续抢救的连续性和准确性。在伤员转送途中要有专业医务人员随同。

4. 伤员分类与后送

按照现场分拣的原则将伤员进行分类:①伤情危重、危及生命的伤员,如急性呼吸循环衰竭,严重的内外伤出血,严重的脏器损伤,严重颅脑损伤,严重烧伤,休克等,在经现场救护,病情得到一定缓解后,应立即转送三级医院进行高级生命支持治疗。②暂时不会危及生命,但是伤情比较严重的伤员,如单纯肢体骨折,轻度脏器损伤,一般外伤等,这类伤员不必立即后送,应在现场急救后,有计划的转送到医院进行高级生命支持。③轻微伤伤员:可进行基本处置。其中有活动性大出血者,或经现场止血仍未完全控制者。

下列伤员应就地先予抢救、治疗,做必要的处理后在监护下进行后送:休克未纠正或途中可能发生休克者;四肢骨折未经固定,或虽经固定但固定肢体末梢循环不良者;颅脑损伤深昏迷,或因颅内血肿、脑水肿等颅内压增高,有发生脑疝可能者;颈椎损伤高位截瘫,且伴有高热和呼吸功能障碍,尚未经颈托固定或急救处理,途中可能伤情恶化者;呼吸道梗阻,有极度呼吸困难或窒息尚未解除者;胸部损伤伴有大量血气胸者;胸腔内继续出血或漏气,伤情有继续恶化可能者;开放性气胸伤口未封闭者;因张力性气胸胸腔内压力尚未解除者。

5. 医护人员的自我防护

具备地震救援的自我防护知识,如地震发生后可能导致的环境性污染,灾难后易引起的传染病疫情，以及引发传染病的病原体对环境和各种消毒剂的抵抗力、传播途径，并采取有效补救措施。避免防护不足或防护过度现象的发生。调整心态，采取合理的应对方式增强心理适应能力，避免过度恐慌或其他身心损害，维护保障身心健康。

二、海啸

海啸(tsunami)是由于突然的海底变形或水体扰动所产生的一列波长和周期极长的海洋重力波。海啸产生的原因有很多种，如海底地震、海底火山爆发、海底滑坡等地质运动，甚至是海底核爆炸和小行星溅落大洋都有可能引发海啸。其中因地震造成的海啸约占90～95%，因为环太平洋火山带深海地震频繁且强烈，所以世界上大部分海啸(约90%以上)发生于此。海啸引发的海涛，波高可达数十米。这种“水墙”内含极大的能量，往往对生命和建筑物等造成严重危害。

(一)危害特点

1. 发生突然，速度快，破坏力大

海啸和地震一样具有突发性的特点，绝大部分海啸甚至本身就是由地震引发的。如果地震发生的地方海水越深，海底涌动的水量越多，形成海啸之后在海面移动的速度也越快，掀起的海浪会更高。海啸的宽幅范围大，有时达数百公里，这种巨大的“水墙”产生的破坏力非常巨大，严重危害岸上的建筑物和人的生命。

2. 次生灾害多

海啸常常诱发或引发多种次生灾害，如水灾、火灾、毒气或放射性物质外泄中毒、交通事故及灾后瘟疫扩散蔓延等。

3. 救援环境恶劣

海啸导致灾区生态环境遭到严重破坏，公共设施无法运行。缺电、少水、食物、药品不足，生活条件十分艰苦，救援环境恶劣

4. 伤员分布面广，受伤人员多，伤亡严重

由于海啸造成的破坏区域广泛，因此伤病员分散，海啸巨大杀伤力致伤亡危重伤员居多，常导致多个脏器、多个部位受伤，伤亡严重，海啸致伤死亡的原因除溺毙外，主要是创伤性休克和脑的严重创伤。

5. 公共卫生问题十分突出

海啸发生后，公共设施、基本生活设施遭到极大破坏，食物、饮水遭受严重污染，极易致肠道疾病暴发与流行；灾区气候湿热，环境脏乱，导致蚊虫大量滋生，以疟疾、登革热为

主的虫媒传染病有暴发可能。

(二)海啸灾害的救援

1. 对群体分类救治

而言需要采用应急医疗措施或军事医学救护原则进行分级分类救治,确定伤员救治的优先顺序,使有限的医疗资源最大限度地发挥救援能力,提高救援效率。检伤分类一般将伤者分为红色、黄色、绿色(蓝色)和黑色四类。具体分类方法见本章第一节。

2. 对个体先抢后救

现场救援是先抢后救,先救命后治伤,先重伤后轻伤,以救为主,边救边送,伤情严重有生命危险时就地抢救,伤情稳定后方可后送。

3. 后送原则

伤病员转运前要做好风险评估,检查静脉通路及呼吸道通畅情况,备好抢救设备及急救药品;转运中,确保各种管道通畅;严密观察病情,及时发现异常并采取积极有效的抢救措施;转运后做好与接收医院的交接。

4. 做好紧急卫生救援

疫情检测与报告、饮水卫生、食品卫生、环境卫生、预防控制中毒事件、加强对蚊蝇鼠等病媒生物的控制,做好医疗卫生工作人员自身的防护。

5. 常见伤害的救治

(1)溺水　溺水主要是因为人体被海啸产生的巨浪卷入水中或落入水中,大量海水进入呼吸道使呼吸道阻塞,或虽然进入少量海水,却反射性引起声门紧闭,空气不能进入肺内,发生窒息性缺氧死亡。现场急救应该将溺水者打捞到陆地或船上,清除口腔和咽部异物,充分开放气道,进行口对口人工呼吸。心脏停搏时,及时进行胸外心脏按压。倒水虽然是习惯性动作,但没有循证医学的证据支持,不过分强调。

(2)挤压综合征　海啸使房屋等建筑物倒塌可产生大量挤压伤伤员,重者可产生挤压综合征。挤压综合征的处理除遵循急性肾功能衰竭的常规处理原则外,应强调早期诊断,及时、妥善处理局部挤压伤;对严重挤压伤首先应该抗休克、抗感染、纠正酸中毒以及高钾血症;休克平稳后,应尽早行筋膜间隙切开减压术,清除坏死组织,必要时行截肢术;保护肾功能。

三、洪水

洪水(flood)是指河流、湖泊、海洋所含的水体水量迅猛增加,水位急剧上涨超过常规水位的自然现象。由于堤坝漫溢或溃决，使洪水入境而造成生命和财产的巨大损失，是威胁人类生存的十大自然灾害之一。洪水灾害是我国发生频率高、危害范围广、对国民经济影响最为严重的自然灾害。形成洪水的因素是多方面的，常见的有暴雨、飓风、融雪、冰凌等自然因素和人为因素。

(一)危害特点

1. 分布范围广，发生频率高，造成损失大

我国幅员辽阔，大约3/4的国土面积存在着不同类型和不同程度的洪水灾害。全国70%以上的工农业产值，40%的人口，35%的耕地，600多座城市，主要铁路、公路、油田以及许多工矿企业受到洪水灾害的威胁。洪水灾害每年都有发生，只是大小有所不同。自新中国成立以来，特别是50年代，10年中就发生大洪水11次。据统计，20世纪90年代，我国洪灾造成的直接经济损失约12 000亿元人民币，仅1998年就高达2 600亿元人民币。水灾损失占国民生产总值(GNP)的比例在1%～4%之间，为美国、日本等发达国家的10～20倍。

2. 人员伤亡大，伤情复杂

洪水往往流速较快，并且携带大量的石头、树木以及其他大块物体，很容易造成水中的人员受伤。快速暴涨的洪水是引起淹溺死亡的主要原因。浸泡的水温低于人体正常温度，或者因为风雨天气、气温低、无避难所、缺少衣物、缺乏食物而出现体温下降均会造成寒冷相关损伤，严重低温甚至会诱发凝血障碍及心律失常，导致死亡。发生在炎热夏季的洪水灾害会因为高气温、水源的短缺、过度的体力透支促使中暑的发生。洪水造成天然气运输管道或储气罐、电源线、化工厂原料罐等被破坏时，很容易发生爆炸及烧伤。各种机械创伤在洪灾中很常见，建筑物倒塌或其他大件物品坠落导致严重的挤压伤、肢体损毁以及多发伤，甚至死亡；坠落伤、皮肤挫裂伤也较常见。洪水上涨时，家畜、老鼠、昆虫、爬行动物等开始迁徙，叮咬伤增多，导致感染狂犬病或者其他动物源性传染病。

3. 公共卫生问题十分突出

灾害动能因素导致严重污染水源，蚊蝇滋生，受灾地区食物缺乏，衣被短缺，居住条件简陋拥挤、生活环境极差，灾民生活紧张、心情焦急、睡眠不足、饮食不规则，使人体抵抗力降低，各种传染病、虫媒疾病及呼吸道感染、胃肠炎等有爆发的可能。如有放射性、化学有毒物质泄漏，可出现放射性疾病及导致多种中毒；在通风差环境中生活导致一氧化碳中毒。

4. 创伤后精神障碍多见

失去亲人、财产，疲劳、损伤等容易使人情绪不稳，甚至会使用暴力、滥用药物，出现抑郁及创伤后神经紧张性障碍，此类精神障碍在 15% ~20% 的自然灾害幸存者中存在。

（二）洪水灾害的救援

1. 明确任务

立即集中人员，传达任务，说明灾情和上级要求，明确编组和各组任务。检查补充药材装备及各种物资，包括救生衣、防水护目镜、防雨具、防寒衣物被褥、炊具、生熟食品、照明设备、帐篷、野外露宿、防暑、防虫害和净水、消毒药品等。并按规定分发到组，落实到人，定车辆、定位置。

2. 保证交通通讯快速通畅

搭乘快速交通工具（如冲锋舟），迅速向指定地点开进。中途若遇道路中断、交通堵塞时，要立即携带必须急救药品器材徒步前往。保持联络通畅，到达灾区后，向救灾指挥部报道，了解灾情，接受任务，遇到困难及时向救灾指挥部报告。

3. 明确分工，协同救援

大面积受灾时参加抢救的医疗单位多，医疗队应主动与友邻医疗队或地方卫生行政部门取得联系，协商划分抢救区域、明确分工。要同各类抢险救灾人员，如救灾部队、民兵、公安、消防、交通拯救队、运输部门等搞好协作，及时配合。医疗站展开地点位置应尽量选择靠近伤病员多的地方有较大的展开面积，靠近主要交通路口，便于展开救援，避开可能出现的灾害威胁。

4. 伤病员分类、急救，迅速、安全转送伤病员

由有一定经验的医生组成分类组，对濒死伤病员立即现场抢救。需要紧急救治的伤病员，如窒息、大出血、气胸、颅脑伤等，迅速送往手术室；休克伤病员送往抗休克室；传染病员送到隔离室；其他伤病员送往伤病员室。由于洪水灾害险情变化较大，现场原来安全的区域可以瞬间变得危险，对有后送指征的伤病员做好后送准备，填好伤票和简要病历，按先后重轻，轻重搭配组织伤病员上车、船和登机，做好转送过程中伤病情观察，及时急救处理。

5. 掌握工作重点，随时调整救治力量

工作重点应随着时间变化而有所不同，灾难早期，主要力量放在现场抢救，检伤分类后分级分区救治，后期注重卫生防疫和灾区卫生机构重建。

6. 注意自身安全

伤病员多处于残垣危房、疾风暴雨、洪水急流等非常危险的境地，救援人员行动时要穿救生衣，并且不得单独行动。

7. 卫生救援

保障饮食卫生，恢复水源，饮水消毒，食品卫生监督，杜绝食源性疾病和肠道传染病的发生、扩散。搞好环境卫生，及时清理掩埋人、畜尸体，建立卫生厕所，加强对粪便垃圾管理，定期喷洒杀虫剂、消毒液。加强防疫检测，及时汇报疫情，做好疫情控制工作。深入灾区巡回医疗，开展健康教育。

四、风灾(台风，飓风，龙卷风)

风灾指大风对工农业生产以及人类卫生健康状况、生命安全等造成的损害。当风速和风力超过一定限度并给人类带来灾害时，风灾就发生了。人们所熟知的可造成巨大灾害的风灾主要是台风、飓风和龙卷风。台风(typhoon)是形成于北太平洋西部热带海洋上的热带气旋。按其中心附近的 2 min 平均最大风力等级区分为不同的强度，由弱到强依次为热带低压、热带风暴、强热带风暴和台风。这种热带气旋如果发生在北大西洋及东太平洋，则习惯称为飓风(hurricane)。我国是受台风影响最严重的国家之一。南方沿海，如江苏、浙江、福建、广东、广西、海南、台湾都是屡遭台风袭击的高危地区。龙卷风(tornado)是从强烈发展的积雨云底部下垂的高速旋转着的空气涡旋。龙卷风外形是一个漏斗状的云柱，上面大下面小，从云中下垂，下端有的悬在半空中，有的直接延伸到地面或水面。当龙卷风的底端与水面或地面相接时就分别成为水龙卷或陆龙卷。我国的龙卷风主要发生在华南和华东地区和南海的西沙群岛上。龙卷风的发生一般与强烈雷暴的出现密切相关，所以常发生于夏季的雷雨天气时，尤以下午至傍晚最为多见。

(一)危害特点

1. 台风、飓风的危害

台风会带来的狂风、暴雨、掀起的风暴潮、巨浪，是造成台风灾害的主要原因。狂风是引起台风灾害的重要原因之一，最大风力可达到 12 级(>32.6 m/s)，速度最大可达 110 m/s。12 级以上的强风具有巨大的破坏力。狂风同时往往伴随着暴雨，因为台风生成于热带洋面，本身就具有丰沛的水汽；如果与周围的天气系统结合，如西风带的高空槽、冷锋等相遇结合，更会造成大范围的台风雨。暴雨造成的洪涝灾害，是最具危险性的灾害之一，在山区可能引起泥石流。台风是一个很深的低压系统，中心的低气压可对海水起上吸作用，当台风移近海岸时，大风持续地正对海岸或海湾吹刮，迫使沿岸海水猛增,掀起巨浪,对生命和建筑物等造成严重危害。

2. 龙卷风的危害

龙卷风是目前已发现的破坏力最强的灾害性天气系统。龙卷风中强大的风速和强大的内外气压差可造成前进途中所遇到的一切物体严重破坏。因此,经过龙卷风袭击后建筑物和设施破坏严重。龙卷风的破坏力虽大,但它影响的范围却比台风要小的多。

3. 风灾对人的危害

强风可引起多种事故包括淹溺、电击、火灾、交通事故、特殊环境的暴露(如工厂有毒物质、放射性物质的泄漏)等,导致人员伤亡,另外由于挤压、高速物品击中、坠落或摔倒可导致多种损伤甚至死亡。有统计表明台风相关损伤中 80% 以上伤者存在皮肤挫裂伤,18.2% ~36.5% 伤者存在钝性损伤,14.5% ~31.8% 伤者存在穿刺伤。

(二)风灾的救援

目前不能控制台风等风灾的发生发展,但已能较准确地预测,及时准确地发布台风警报,使有关人员能及时做好防风、防汛、防洪的准备。

1. 医院准备阶段

医院要成立专门的救灾指挥中心,负责灾前到灾后指挥协调医院运转。要有良好的有线及无线通信,能联系省级应急中心、手术室、血库及急诊部;要有覆盖全院的广播中心,以便更好地整合协调医院运转。要保证关键部门如指挥中心、信息中心、检验室、影像科、手术麻醉室、急诊科等的正常运转。医疗物资的储备充足,如血液制品、缝合器材、破伤风抗毒素及类毒素、抗蛇毒血清、广谱抗生素、创伤救护敷料等;尽可能搭建临时避难所,用于伤员家属的安置。

2. 紧急救援阶段

急救人员抵达现场后,应当评估现场安全,确认安全后,立即展开急救工作,四色检伤分类使得伤员快速得到相应的医学处理。若无意识,立即让伤员头后仰或偏向一侧,防止舌根下坠。若呼吸停止,保持呼吸道畅通,人工呼吸。若心搏停止,立即开始胸外心按压术。若有出血,压迫或用加压包扎止血,尽可能减少使用止血带。四肢有骨折时,用夹板等物暂时固定,脊柱骨折要按特殊要求固定。经过上述紧急处理后,尽快后送。

3. 卫生救援

台风常常伴发洪涝水灾,对生活、生产、生态环境破坏严重,卫生救援任务紧迫而繁重,具体情况类似水灾。

第三节　人为灾难

人为灾难是指人为因素即人类活动或社会活动所导致的灾难。人为因素与灾难发生的关系可以是直接的，也可以是间接的；可以是主动的，也可以是非主动的。多数的人为灾难是人类文明的副产品，如交通事故、矿难、危险化学品事故、核与辐射事故等。在很多自然灾害中也有人为因素参与，如人类活动导致水土流失、资源破坏、环境污染，这些因素加重自然灾害的严重程度。还有一些特殊的人为灾难，如恐怖袭击、屠杀、种族灭绝等，也称为人为计谋的灾难。人为灾难的发生可以是突发的，也可以是缓慢的，都给人类和环境带来严重后果

一、交通事故

交通事故指车辆驾驶人员、行人、乘车人，以及其他在道路上进行与交通有关活动的人员所发生的意料不到的有害的或危险的事件。据世界卫生组织统计，全世界每年有120多万人死于交通事故，数百万人受伤或致残。全球每年交通事故造成的经济损失高达5 180亿美元，其中发展中国家占1 000亿美元。WHO明确指出：道路交通安全是一个严重的人类健康问题。

（一）危害特点

1. 高发生率，高死亡率和致残率

交通事故的发生与公众日常安全、生活休戚相关，对家庭和社会造成的损失大，后果严重。我国每年因交通事故造成的死亡人数居世界首位。公路交通事故上的死亡率为2.7%～22.1%，死亡原因主要是严重的颅脑损伤（占50%～70%），其次为失血性休克（占20%以上）和内伤损伤（占10%）。

2. 成因多样，连锁性强

事故的发生与驾驶人、车辆和道路环境三方面因素相关，包括疲劳驾驶、超速驾驶、酒后驾驶、思想麻痹、违规驾驶、机械故障和设计缺陷、道路设计施工缺陷，恶劣天气造成路面结冰、能见度降低等。连锁性强车祸不仅车辆本身可以车毁人亡，还可能殃及四邻，祸及无辜。车辆发生碰撞或颠覆，其油箱和发动机及车载燃爆物均有可能发生爆炸，而且威力大、势头猛，对其附近的车辆、设施都会产生连锁性灾害。

3. 伤情复杂，诊断治疗难度大

事故造成的创伤种类多样，如减速伤，冲击伤，碾挫伤，压榨伤，切割/刺伤，跌扑伤等。同一伤员可同时发生多种损伤，而同一类损伤可能出现在多个身体部位和系统，很多伤情症状和体征相互掩盖。病情多危急，需要紧急救治，时间紧迫，同时伤员常无法自诉伤情。对其多发伤进行及时、准确、完整的诊断和治疗难度很大。

（二）交通事故的救援

1. 多系统多部门协同救援

消防指挥中心或调度通讯室接到报警电话或收到车祸消息后，应立即就近调集抢险救援力量，迅速前往车祸现场。警察的职责主要是对车祸现场进行警戒，并疏导围观人员，进行交通疏导或交通管制。消防人员在职责主要是迅速对车体内的发动机、储气箱、储油箱、油路、随车危险物等一切可能爆炸和引发火灾的隐患进行消除，以免发生次生灾害，消防人员还应控制任何泄漏的毒物，直接从烟雾或损毁汽车中救援伤者，固定倾斜的汽车，保护其他人员或伤者避免被挂落的电线触电。现场医务人员应该使用最快速的方法来救护伤者，当伤者众多而医务人员不足时，应该请部分消防和救援人员参加伤员的急救与转送工作。警察和消防人员应接受初级救护培训，如止血包扎、简单气道管理、颈椎固定等。假如事故现场被有毒物质污染，现场必须要有经过专门培训的洗消人员负责处理。进入现场的人员也要穿戴专门防护服。对伤者也必须进行现场洗消。

2. 伤员分拣、急救，及时后送

对伤者的分拣是交通事故现场救治中最为重要的工作，分拣可以决定哪些伤者得到优先治疗，应该由有经验的医生来负责。在确认现场环境安全后，评估伤员的数量和严重程度，必要时请求应急管理系统（emergency management system，EMS）、消防、警察等支援，进行初期评估和分炼，识别危重伤员。通常情况下，车祸现场批量伤员的急救和后送按以下优先顺序进行：第一优先为气道阻塞、胸部穿透性损伤、严重的出血性休克；第二优先为连枷胸（未系安全带人员被方向盘撞击后常见），头颈、腹部或腹股沟穿透性损伤，两处或两处以上骨折，脊髓损伤，严重烧伤，严重头部损伤，四肢截短；第三优先为中度烧伤、脊柱损伤但脊髓未受伤、开放性骨折、眼部受伤、轻微脑部损伤；第四优先为软组织轻伤、扭伤、闭合性骨折；第五优先为其他局部伤。现场急救包括保持呼吸道通畅、休克复苏、止血、包扎、骨折固定等，符合后送指征的及时后送。

3. 医护人员的自我防护

现场救援人员应具备自我保护意识，采取有效措施来避免自身和其他人员受到伤害，将救援过程中受伤或受感染的危险降到最低。使用灯光和反光背心等，防止其他来往车辆的伤害。同时还要注意车辆是否会燃烧或爆炸，是否有落石、坍塌等危险等。对于开放性伤口要戴乳胶手套，小心触摸尖锐物品，小心处理已用手套，避免反复使用。

（三）交通事故的预防

作为人为灾难，交通事故的发生有很大的人为因素，如路况恶劣，驾驶员违章操作，酒后驾车，居民交通安全意识淡薄等，社会应该积极通过提高驾驶人素质，严厉执行法律法规，改善道路条件等方法减少交通事故的发生。

二、火灾

火灾是一种不受时间、空间限制，发生频率最高，危害最持久、最剧烈的灾害。严重威胁着人民生命财产，影响经济发展和社会稳定。全球每年发生火灾约600万起，造成数万人死亡和数以亿计的经济损失；我国每年发生火灾超过10 000起，造成1 000多人死亡，数千人受伤。

（一）危害特点

1. 火焰烧伤、烟气灼伤、蔓延迅速

火灾发生后，火灾中火焰表面温度可达800 ℃以上，而人体所能耐受的温度仅为65 ℃，超过这个温度值，就会被烧伤。另外辐射高温、热烟气流、灼热物质等作用于人体也可引起烧伤。火灾中，通常伴有烟雾，烟雾中的微粒携带着高温热值，通过热对流传播给流动的物质，当人吸人高温的烟气，就会灼伤呼吸道，导致组织水肿、分泌物增多，阻塞呼吸道，造成窒息。当发生火情时，在热传导、热对流和热辐射作用下，火势极易扩大。扩大的火势又会生成大量的高温热烟，火场烟雾的蔓延速度是火的5～6倍，在风火压力推动下，高温热烟气以约0.3～6 m/s的速率水平或垂直扩散，给人的逃生和灭火救助带来极大威胁和困难。美国消防组织曾做过一次模拟测试，点燃一只废纸篓，发现仅2 min烟探测器报警，约3 min后起火，房间达到使人致死温度，同时楼内充满有毒气体，约4 min楼内过道被烟火封堵而彻底无法通行。测试结果表明楼房内一旦起火，4 min后逃离现场的可能性很小。

2. 通气不畅、空气污染、视线不良

火灾中伴随燃烧会生成大量的烟气，烟气的浓度由单位烟气中所含固体微粒和液滴的数量决定。距火源越近，烟气浓度越大。人体吸入高浓度烟气后，大量的烟尘微粒有附着作用，使气管和支气管严重阻塞，损伤肺泡壁，导致呼吸衰竭，造成严重缺氧。另外物质燃烧后产生大量的CO和其他毒性物质，又因燃烧过程消耗空气中的大量氧气，伤员吸入氧气浓度必然降低，导致缺氧加重，并污染空气。火灾情况下通常出现断电，断电后，违筑物内光线极弱，烟雾阻隔，基本处于黑暗状态。即使是发生在室外火灾，浓烟烈火不断升腾，严重影响人们的视线，使人看不清逃离的方向而陷入困境，也不利于侦察火情和灭火救人。

3. 心理紧张、行为错乱、群体伤亡多见

火灾中，人们处于极度的紧张状态，救生者也面临生死考验。大量受灾人员精神极度紧张恐惧，加上高温、浓烟、毒气、缺氧使人失去理智，判断失误，甚至导致行为的错乱，如盲目聚集行为、重返行为、跳楼行为，都可能造成悲剧。为能及时逃生，只好胡闯乱挤，往往造成更多的人员伤亡。救助人员由于心理压力过大，可能造成轻信、失信、胆怯、“热疲劳”性失调等不理智行为，对救援产生不利影响。火灾往往突然发生，难以预料，现场秩序混乱，安全通道常被堵塞，常常导致群死群伤情况的发生。例如，新疆克拉玛依友谊会堂火灾（1994 年）死亡 325 人，河南洛阳东都商厦火灾（2000 年）夺去 309 条人命，莫斯科友谊大学火灾（2003 年）夺去 32 条人命，吉林市中百商厦火灾（2004 年）死 54 人、伤 79 人，浙江海宁火灾（2004 年）死亡 39 人等，都与火灾现场人员密集、混乱有直接关系。

4. 间接伤害多样

现代建筑火灾的燃烧物质多为合成材料，烟雾均含有毒气体，如 CO_2、CO、NO、SO_2、H_2S 等，有一些建筑和装修材料还可热解出剧毒悬浮微粒烟气，如氰化氢（HCN）、二氧化氮（NO_2）等，上述有毒物质的麻醉作用能致人迅速昏迷，并强烈地刺激人的呼吸中枢和影响肺部功能，引起中毒性死亡。资料统计表明，火灾中死亡人数的 80% 是由于吸入有毒性气体而致死。火灾中，通常伴有烟雾，烟雾中的微粒有附着作用，使气管和支气管严重阻塞，另外受火焰及高热空气和烟雾影响造成吸入性损伤，导致组织水肿、分泌物增多，阻塞呼吸道，均可造成窒息。火灾区域的温度根据不同的燃烧物质而有所变化，通常在 1 000 ℃上下。在这样高的温度下，建筑结构材料在超过耐火极限时就会造成坍塌，造成砸伤、摔伤、埋压等伤害。许多物质爆裂后形成各种形式的利刃物，可能刺伤人体造成刺伤、割伤。

（二）火灾的救援

火灾的救援包括救人和灭火两个方面，“救人第一”是火灾救援的总原则。救援人员在火灾现场实施救援时首先必须进行现场环境评估，注意自身安全的防护，避免自身伤亡。

1. 火情侦察

采取外部观察、询问知情人、利用消防控制中心侦察监控、深入内部侦察、仪器探测等方法进行。火情侦察应当查明下列情况。

（1）有无人员受到火势威胁，人员数量、所在位置和救援方法及防护措施。

（2）燃烧的物质、范围、火势蔓延的途径和发展趋势以及可能造成的后果。

（3）消防控制中心和内部消防设施启动及运行情况，现场有无带电设备，是否需要切断电源。

（4）起火建筑物的结构特点，抢救疏散人员的通道，内攻救人灭火的路线，有无坍塌危险。

（5）有无爆炸、毒害、腐蚀、放射等危险物品及可能造成污染等次生灾害。

2. 抢救人员

当火场遇有人员受到火势威胁时，应当迅速抢救疏散，采取相应的灭火措施，并按照下列要求抢救人员。

（1）充分利用建筑物的安全疏散通道、安全出口、疏散楼梯、消防电梯、外墙门窗、阳台、避难层（间）等途径和举高消防车、消防梯，以及其他一切可以利用的救生装备进行施救。

（2）采取排烟、防毒、射水等措施，减少烟雾、毒气、火势对被困人员的威胁。

（3）稳定被困人员的情绪，防止跳楼或者因拥挤踩踏造成人员伤亡。

（4）对被救者采取防毒保护措施，对在救助过程中和已抢救疏散出的危重伤员应当由具备急救资质的人员进行现场急救，对遇难人员也应当及时搜寻、妥善保护。

3. 医疗救援

（1）吸入性损伤的判断和现场救护　吸入性损伤可表现为刺激性咳嗽，唇部水肿和发音嘶哑同时出现，听诊检查有喘鸣音，轻度吸入性损伤为声门以上，包括鼻、咽和声门的损伤，可表现为黏膜充血、肿胀或形成水泡，黏膜糜烂，伤员常出现喘息、声音嘶哑、吞咽困难、口鼻渗液多等呼吸道阻塞症状；中度吸入性损伤为气管隆嵴水平以上，包括喉和气管损伤，临床出现喘息、支气管痉挛；重度吸入性损伤为支气管和肺泡单位水平以上的损伤。伤后立即或短期内出现严重的呼吸困难，并很快出现呼吸衰竭而死亡。救护人员应立刻观察伤员生命体征，呼吸心搏停止须现场进行心肺复苏。在火灾现场意识不清、昏迷或在火灾现场停留时间过长和大喊大叫及奔跑者，应尽量脱离现场，吸入新鲜空气，鼓励咳嗽及深呼吸，翻身拍背。立即给予氧气吸入，并雾化气道，有助于分泌物的排出。技术条件允许的情况下可施行气管内插管。迅速转入就近医院医疗，必要时尽快施行气管切开。

（2）烧烫伤的判断和现场救护　烧烫伤是火灾中常见的创伤之一，可造成局部组织损伤，轻者损伤皮肤，出现肿胀、水泡、疼痛；重者皮肤烧焦，甚至血管、神经、肌腱等同时受损,呼吸道烧伤。严重的烧烫伤能引起一系列的全身病理生理紊乱,如休克、呼吸衰竭等。烧烫伤现场救护总原则是迅速灭火,阻止烧伤面积继续扩大和创面继续加深,防止休克和感染。具体措施有:立即脱离现场,脱去燃烧的衣服,就地滚翻,用水喷洒着火衣服;切勿奔跑,以防风助火势,越烧越旺;不宜用手扑,以防手部烧伤;不得呼叫,防止吸入性损伤;保护创面,防止感染。对Ⅰ°~Ⅱ°中小面积烧烫伤可用冷清水局部冲洗肢体、浸泡伤处,头面部等特殊部位用冰水或冷水湿敷,以降低皮肤表面温度,现场对Ⅲ°烧伤和大面积烧伤则无此必要。寒冷季节进行冷疗时,需注意伤员保暖和防冻。对Ⅱ°烧伤,表皮水泡不要刺破,不要在创面上涂任何油脂或膏药,应用干净清洁的敷料或干净的毛巾床单覆盖或简单包扎、伤处的衣着如需脱下应先剪开或撕破,不应剥脱,以免再受损伤。对暴露的烧伤创面可用三角巾、消毒敷料或清洁的被单、毛巾、衣服等覆盖并进行简单包扎,以减少创面的污染和再损伤。遇有大面积烧伤伤员或严重烧伤、休克者,现场如条件许可应立即建立静脉通道,快速有效地对其补液,使其及早纠正休克,未建立静脉通道者可口服糖盐水,同时应尽快组织将其转送有救治条件的医院进行治疗。对烧伤后创面疼痛难以忍受者,要安慰和鼓励受伤者,使其情绪稳定、勿惊恐、勿烦躁。可酌情使用地西泮或哌替啶肌内注射,或口服止痛药物。

(3)其他常见外伤的判断及现场救护　火灾现场可因建筑物或其他重物的坍塌,造成砸伤、摔伤、埋压等,从而导致骨折或脱位。表现为局部剧烈疼痛或压痛,出血和骨折端的错位、重叠而致肿胀,肢体发生畸形,肢体缩短、弯曲,原有的运动功能受到影响或完全丧失。救护人员应立即检查意识、呼吸、脉搏等状况并处理严重出血。用绷带、三角巾、夹板固定受伤部位,夹板的长度应能将骨折处的上下关节一同加以固定,骨断端暴露,不要拉动,不要送回伤口区,暴露肢体末端以便观察血液运行情况,固定伤肢后,如可能应将伤肢抬高,如果离断肢残端出血多,呈喷射状,应先用指压止血法止血,然后上止血带,再行包扎,对离断的肢体,应用三角巾、无菌敷料或清洁布料包扎好,外面套一层塑料袋,放在另一装满冰块或冰棍的塑料袋中保存,如果离断的肢体留有部分相连,则直接包扎,并按骨折固定法进行固定,如有大的骨块脱出,应同时包好,一同送医院。

(4)伤员的分类和护送　对于批量伤员,必须在现场将伤员进行评估及快速分类、分拣,进行合理分流,从而体现优化配置原则,使尽可能多的伤员得到及时、有效的救治。对呼吸循环不稳定,随时有生命危险者,包括复苏成功者或正在进行心肺复苏者、严重颅脑和胸腹受伤患者、特重度烧伤和严重吸入性损伤伴窒息者、需立即进行抢救性手术和改善通气者,应标以红牌,确定为“紧急后送”的危重伤员,由医护人员尽快护送,至最近的有救治条件的医疗机构进行救治,对中重度烧伤病人,应在现场进行液体复苏或在距现场最近的医疗机构进行液体复苏后护送。对生命体征平稳、中重度烧伤和一般性骨折、胸腹部损伤、受切割伤病员应标以黄牌，称为“优先后送”的重伤员。一般的轻伤可标以绿牌，实行“暂缓后送”。对成批伤员应尽量分送多家医院，避免过多伤员集中到一家医院。护送前要向接收医院通报病人的数量、伤情，预计抵达时间，以便医院进行接应和快速救治。护送途中对危重伤员要有医护人员护送，密切观察伤员的生命体征变化，保持呼吸道通畅，防止窒息。应记录尿量等情况，注意保温和防尘。应保护好创面，防止创面再次感染。判断有吸入性损伤或在途中有发生气道梗阻可能的危重伤员，应在护送前进行气管切开术，以防止护送途中发生窒息而死亡。在搬运和护送中，要将伤员固定牢固，防止过度颠簸导致加重休克的程度。到达医疗机构后，应及时介绍伤情和处理经过。

4. 灭火

火灾初起阶段火势较弱，范围较小，若及时采取有效措施，就能迅速将火扑灭。据统计，70%以上的火灾都是在场人员扑灭的。如果不“扑早”，后果不堪设想。对于远离消防队的地区，首先应号召群众自救，力争将火势扑灭于初起阶段。通常可使用的灭火方法有四种，应依据燃烧物质的性质、燃烧特点及火场的具体情况确定采用哪种方法。有些火场，往往需要同时使用几种灭火方法。

（1）冷却灭火法　由于可燃物质起火必须具备相对的着火温度，灭火时只要将水、泡沫或二氧化碳等具有冷却降温和吸热作用的灭火剂直接喷洒到着火的物体上，使其温度降到燃烧所需的最低温度以下，火就会熄灭。用水进行冷却，这是扑救火灾最常用的方法。

（2）窒息灭火法　灭火时采用捂盖的方式，使空气不能继续进入燃烧区或进入很少，如用湿的衣服、被褥、麻袋等覆盖在燃烧物上，使燃烧物与空气隔绝而中止燃烧。也可用 N_2、CO_2 等不可燃气体“冲淡”燃烧区的空气，使燃烧因缺少氧气而熄灭。

（3）隔离灭火法　将燃烧的物体与附近的可燃物质隔离，使燃烧停止。可将着火部位周围的可燃物搬移疏散开或者将着火物质转移到没有可燃物质的地方。

（4）化学抑制灭火法　是一种化学灭火方法。将有抑制作用的灭火剂喷射到燃烧区，并参加到燃烧反应过程中去，使燃烧反应过程中产生的游离基消失，从而形成稳定分子或低活性的游离基，使反应终止。常用的主要有“1202”“1211”等卤代烷和干粉灭火剂。其优点是灭火效率高，尤其是1211灭火剂，灭火后不留痕迹，不会造成污损。灭火器应按国家规范配置在醒目位置，加强管理，定期检验，保证其有效性。要组织学习掌握灭火器使用方法，定期进行演练。

5. 群众性自救互救

火灾事故的现场救护应该组织现场人员搞好自救互救，使受伤者能够尽快脱离事故现场，进而处在一个安全环境之中，它对挽救生命、避免伤情加重有着极其重要的作用，且能为后续救护人员实施快速救治奠定基础。增强群众自救互救的能力，掌握火灾事故现场的救护原则，与减少火灾事故现场人员的伤亡率有着密切的关系。自救方法如下。

（1）匍匐前进，逃出门外　火初起，烟雾大，热气烟雾向上升，应弯腰低头或趴在地面匍匐前进，用湿口罩、毛巾捂住口鼻，逃出门外。若火势来自门外，开门前应先用手探查门的温度，如已发烫，不宜开门。

（2）浸湿外衣，冲下楼梯　楼梯已着火，火势尚不很猛烈时，披上浸湿的外衣、毛毯或棉被冲下楼梯。

（3）利用阳台或坚固的绳索下滑　若房间火盛，门被烈火封住或楼梯已被烧断，无法通行时，利用阳台或铁质落水管向下滑。也可将绳子或床单撕成条状连接起来，一端拴在门窗栏杆或暖气上，另一端甩向楼下，然后攀附向下滑。

（4）被迫跳楼时要缩小落差　若楼层不太高，被迫跳楼时，先扔下棉被、海绵床垫等物，以便缓冲，然后爬出窗外，手扶窗台向下滑，尽量缩小落差。

三、矿难

中国是一个产煤大国，是一个严重依赖煤炭能源的国家，同时矿难多发。盗采煤矿、生产失误、器械老化及故障等人为原因是矿难的主要原因。煤矿多是井下作业，自然条件复杂，工作面狭窄、低矮、分散，加上井深巷远，底板凹凸不平，矿井上下交通运输频繁，常存在塌方、瓦斯爆炸、电缆失火、透水等不安全因素。此外，井下存在通风、照明、煤尘、湿度及噪声等不良因素，影响矿工的精神状态、视力和听力，这些因素也促使矿难发生。

瓦斯煤炸伤是矿山最严重、破坏性最强的群体伤亡事故。瓦斯是井下有害气体的总称，它在煤的生成过程中产生，在开采时释放出来。因为我国的煤矿均为瓦斯矿井，瓦斯爆炸一直是中同煤矿安全生产的“头号杀手”。井下有毒气体 80% 以上是沼气（甲烷），它是一种无味、无色、易燃、易爆的气体，井下瓦斯的安全允许浓度<1%，达到 5% 时遇到火源立即发生爆炸，火源主要是电火花和爆破，浓度达到 8% ~10% 时爆炸力最强。爆炸时的冲击波和反射冲击波压力很大，加上瓦斯爆炸产生的瞬间温度可达 1 850 ℃ ~2 650 ℃，可造成人体多种严重损伤，巷道和器材设施毁坏。爆炸后氧浓度降低，生成大量 CO_2 和 CO，有窒息和中毒危险。

煤与瓦斯突出（简称瓦斯突出），也是矿难的主要类型之一。煤与瓦斯突出是指在压力作用下,破碎的煤与瓦斯由煤体内突然向采掘空间大量喷出,给采矿者带来危险的一种现象。

矿井火灾(包括危及井下的地面火灾)也可导致人员伤亡,设备损失,矿井停产,资源破坏,甚至引起瓦斯、煤尘或硫化矿尘爆炸。矿井火灾按引起的热源不同分内因火灾和外因火灾两类。内因火灾分煤自燃、硫化矿石自燃两种。外因火灾指一切产生高温或明火的器材设备,如果使用管理不当,可点燃易燃物,造成火灾。在中、小型煤矿中,各种明火和爆破工作常是外因火灾的起因。

矿井水灾是矿山突然涌水所造成的灾害。矿井水灾的水源有大气降水(雨、雪)、地表水、含水层水、断层水和旧巷或采空区积水等。大气降水可能从地表低洼地通过塌陷区裂隙或井口灌入井巷,造成灾害。地表水和地下水通过裂隙、断层、塌陷区等各种通道无控制地大量涌入矿井工作面,造成作业人员伤亡或矿井财产损失的水灾事故,是矿井安全事故中最难预测、危害最大的事故之一。矿井水灾的主要原因是:水文地质情况不明;缺乏附近老窖、旧巷的积水资料;未及时采取有效的探、防水措施;排水系统不完善以及排水设备能力过小或设备故障等。

顶板事故是指在井下采煤过程中,顶板意外冒落造成的人员伤亡、设备损坏、生产中止等事故。在实现综合机械化采煤以前,顶板事故在煤矿事故中占有极高的比例,随着支护设备的改进及对顶板事故的研究、预防技术的提高和逐步完善,顶板事故所占的比例有所下降,但仍然是煤矿生产中的主要灾害之一。

(一)危害特点

1. 安全隐患多,事故发生率高

煤矿事故总量多,重大、特大事故时有发生。事故多与煤矿机械化程度低,生产布局不合理、安全技术装备水平低、安全管理水平低以及群体安全意识淡薄有关。中国煤矿事故伤亡基本发生在各安全投入落后的煤矿及煤矿中安全设施投入落后的矿井。

2. 人员伤亡大,伤情复杂

煤矿是工矿企业中事故死亡人数最多的行业,容易造成群死群伤。矿难发生时由于矿井塌方、瓦斯爆炸、顶板事故以及水灾、火灾、有害气体等可导致旷工发生砸伤、挤压伤、坠落伤、爆炸伤、切割伤、溺水窒息、中毒等伤害。损伤部位广泛,如四肢骨折、颅脑伤、胸腹及内脏损伤,受伤部位出血多、创面不整齐、创面内异物较多、处理复杂且较困难。

(二)矿难的救援

矿难发生后的救援难度主要有两个方面:第一是井下人员的状况,井下被困人员往

往缺少食物和淡水，并且合并多种损伤，所以建立应急避难所或者提供移动救援舱，是世界各主要采煤国的硬性法律规定和通行做法。矿难发生时，设施齐全的应急避难所无疑大大提高了被困矿工的生存概率。其既是一个相对安全的场所，同时食物等储备物品有利于矿工延续生命，也给救援提供了时间。第二是矿难发生后井下通讯断绝，无法与外界联系，外界人员无法断定井下被困人员所处的位置，只能靠经验和设备来判断。搜救主要靠生命探测仪，通过扫描人体的心肺运动（距离在50米内）和静电磁场（距离在200 m内且容易误报）以及人员的经验来判断。要提高救援的成功率最重要的是要有科学的救援方案。所谓科学的救援方案，就是要探测清楚矿难发生的地貌，调查灾难发生的原因，并且要想办法确定受困人员的位置和生理状况等。在2010年11月21日四川威远的煤矿透水事故中，在摸清矿井的情况后，及时确定了井下排水，同时进行通风为救援方案，最终29名矿工全获救。

另外接受专业的救生教育对于实施矿难后矿工的自救也有着重要意义。比如当井下发生瓦斯、煤尘爆炸事故时，应迅速背向空气震动的地方，脸向下卧倒，头要尽量低些，用湿毛巾捂住口鼻，用衣服等物盖住身体，使肉体的外露部分尽量减少。要迅速辨清方向，沿避灾路线尽快进入新鲜风流离开灾区。撤离中，要由有经验的老工人带领。避灾中，每个人都要自觉遵守纪律，并严格控制矿灯的使用。要时时敲打铁道或铁管，发出求救信号，并派有经验的老工人（至少两人同行）出去侦察。经过探险确认安全后，大家就可向井口退出，并在沿途作出信号标记，以便救护队跟踪寻找。如有可能，要寻找电话及早同地面取得联系。

矿难的预防是减少矿难反生的最好的方法。完善煤矿安全监管体制和机制，发挥职工群众对安全生产的监督作用，加大对煤矿安全设施的投入，提高安全生产技术水平。定期对所有煤矿进行安全检查，查找隐患和薄弱环节，杜绝事故可能发生的各类因素。

四、踩踏事件

踩踏事件是指在聚众集会中，特别是在整个队伍产生拥挤移动时，由于某种原因导致秩序混乱，从而导致人群互相推挤踩踏，并恶性循环的群体伤害的意外事件。

（一）危害特点

1. 现场秩序混乱，群体伤亡严重

发生踩踏事故多数是重大活动或集会，现场人数众多，秩序极度混乱，缺乏疏导管理。当人群较为集中时，前面有人摔倒（或只是蹲下来系鞋带），后面人群未留意，没有止步，发生踩踏；人群受到惊吓，产生恐慌，如听到爆炸声、枪声，出现惊慌失措的失控局

面，在无组织无目的的逃生中，相互拥挤踩踏，人群情绪因过于激动（兴奋、愤怒等）而出现骚乱，发生踩踏；因好奇心驱使，专门找人多拥挤处去探索究竟，造成不必要的人员集中而踩踏。一旦有一人倒地，极易出现像“多米诺骨牌”一样连锁效应，加剧拥挤和跌倒的人数，从而导致群体伤亡。导致严重踩踏事件发生死亡者大多数为妇女、儿童及老年人。

2. 致伤因素多样，致残死亡率高

踩踏事故主要致伤因素有撞击、挤压、碾锉，以及烧伤、烫伤等因素，这些因素可单独发生在某个伤员身上，也可能几个致伤因素同时作用于一个伤者，造成身体多处受伤。机体在强大暴力作用下，一般伤情比较严重。伤者多见多脏器损伤，如颅脑损伤、血气胸、肝脾破裂、肢体及肋骨骨折、脊柱损伤等，伤者的致残率及死亡率均很高。最初受伤的患者得不到及时救助，混乱中遭受反复踩踏，伤情复杂且不断加重。

（二）踩踏事件的救援

1. 踩踏事件中的自救

假如陷入拥挤的人流时，要保持镇静，不要惊慌失措。一定要先站稳，即使鞋子被踩掉，也不要弯腰捡鞋子或系鞋带。切不可逆着人流前进，否则，很容易被人流推倒。应迅速与身边的人（前后左右的五六个人即可）做简单沟通，让他们也意识到有发生踩踏的危险，要他们迅速跟你协同行动，采用人体麦克风法进行自救：一起有节奏地呼喊“后退”，你先喊“一、二”，然后和周围人一起大声喊“后退”，在核心圈形成了一个稳定的呼喊节奏之后，呼喊者要示意身边的人一起加入呼喊，以此把呼喊声一直传递到拥挤人群的最外围。最外围的人听到人群中传出有节奏的呼喊声（“后退”）时，应意识到这是一个发生踩踏事故的警示信号，要立即向外撤离，并尽量劝阻其他人进入人群。深陷人流中的人群，如果有可能的话，可先尽快抓住坚固可靠的东西慢慢走动或停住，待人群过去后再迅速离开现场。若自己不幸被人群拥倒后，要设法靠近墙角，立即侧卧，身体缩成虾状，双手紧抱头部，这样可以减少可能被踩踏的面积，并有效保护人体最柔软的部位：颈部、胸部和腹部，等人群过后，迅速爬起离开。如果已经被挤倒，且无法成侧卧状，那也要尽量呈俯卧位，双手抱头，双肘尽量支撑身体，腰向上呈弓形，以尽量保护头颈、胸腹等重要部位。

2. 踩踏事件的现场救援

当发生踩踏意外伤害时，政府和警力要立即组织警力疏导人群，发挥群众自救能力，设法维护好现场秩序，为伤员及时救治创造合适的环境。利用各种通讯手段，及时反馈现场的方位、伤员数量、伤情程度、处理情况等信息。对于踩踏事件中伤员的伤情判断，与交通事故伤或地震坍塌伤等基本类似，需要特别注意的是踩踏事件中的伤员有可能多处或反复遭受严重踩踏、挤压，伤情可能较为复杂。现场救护要分清主次、轻重、缓急，遵循“先救命后治病”的原则。

（三）踩踏事件的预防

大型活动前先做好风险评估，周密的部署、场地设施的完善是预防踩踏事件发生的关键。凡是人群拥挤、稠密的场所，其设施一定要符合安全、牢固、科学的要求，不允许出丝毫差错。大型集会的现场组织者，应制订严密的突发事件预案及管理措施，配备足够的警力，对人流的变化实时监控，确保现场秩序井然，避免骚动。一旦出现突发意外情况，组织人群按预案进行快速疏散，采取果断有力的措施，有效控制事态扩大和发展。日常的情景训练和危机应对演习，对于提高危机管理效率、减少危机带来的损失、提高政府的威信都具有不可估量的作用。当前，要提升民众的危机处理技能，也应在平时加强对民众技能的教育和培训，让公民能够有渠道学习和掌握危机管理的知识以及危机应对的措施和处理危机的手段。同时，还应当结合危机管理知识，组织模拟训练，模拟演习，以锻炼民众的心理承受能力和危机应变能力。

五、危险化学品事故

危险化学品是指具有毒害、腐蚀、爆炸、燃烧、助燃等性质，对人体、设施、环境具有危害的剧毒化学品和其他化学品。包括爆炸物、易燃气体、氧化性气体、加压气体，易燃液体/固体，自燃液体/固体，遇水放出易燃气体的物质和混合物，金属腐蚀物，产生急性毒性，对皮肤或眼或呼吸道或皮肤产生腐蚀/刺激的化学品，导致生殖细胞致突变性，有致癌性，急性/长期危害水生环境或臭氧层的化学品等。常见的有数千种，每一种危险化学品可具有多种危险性。

（一）危害特点

1. 发生突然，扩散迅速，防护困难

危险化学品事故发生往往出乎人们的意料，常在意想不到的时间、地点发生。在短时间内发生大量有毒有害物质外泄，可迅速向居民区扩散，对市民生命安全严重威胁。对于无防护人员，有毒气体可以通过呼吸道、眼睛、皮肤黏膜等多种系统进入人体，引起呼吸、消化等多系统的中毒。

2. 持续时间长，产生危害大

危险化学品事故后化学毒物的作用时间比较长，消失较为困难，有持久性的特点。其表现为毒物毒性内在的持久效应、合并的精神作用和造成的社会影响。由于造成中毒的染毒空气、土壤和水中存在的毒物,以及进入体内的毒物,稀释、排泄或解毒需要一定的手段和时间,因此在未有效处置和防护的情况下,可能会出现二次中毒。突发危险化学品事故的强烈刺激使部分人精神难以适应,据统计约有3/4的人出现轻重不同的所谓恐怖综合征。有时失去常态,表现有恐惧感,很容易轻信谣言等。现场的混乱局面可能在相当的时间内得不到控制,常造成救援工作不能顺利展开,容易造成许多本来可以避免的损失和人员伤亡。

3. 紧迫性和复杂性

危险化学品事故导致中毒的很多化学物质毒性较大,可导致突然死亡,但大部分毒物中毒过程往往呈进行性加重,有的可造成亚急性中毒或具有潜伏期。因此,只有在短时间内实施救治和毒物清除,救治成功的希望较大。但在事故初期有时很难确定何种毒物中毒,毒物检验鉴定需要一定的设备和时间,大部分中毒是根据现场情况和临床表现而进行判断,容易出现误诊误治。中毒现场救治又需要具有防护能力的医学救治队伍,否则容易造成医务人员的中毒。而且,绝大多数化学毒物没有特效解毒剂,往往需要较强的综合救治能力,如生命体征监护、呼吸支持、高压氧和血液净化等特殊手段。即使有特效解毒剂,由于平时使用较少,一般医院不储备,国家和地方也贮备不足,因而经常解毒剂不能迅速到位,甚至是临时生产。

4. 群体性和高度致命性

由于危险化学品事故多发生于公共场所,来源于同一污染源,因此容易出现同一区域的群体性中毒等。瞬间可能出现大批化学中毒、窒息、爆炸伤、烧伤、冻伤等伤员,需要同时救护,按常规医疗办法,无法完成任务。这时应采用军事医学原则,根据伤情,对伤病员进行鉴别分类,实行分级救护,后送医疗,紧急疏散中毒区内的重伤员。有些化学物质毒性较大,可导致突然死亡,如硫化氢、氮气、二氧化碳在较高浓度下均可于数秒钟内使人发生“电击样”死亡。

(二)危险化学品事件的救援

1. 现场应急处置

(1)创建一条安全有效的绿色抢救通道。

(2)切断(控制)危险化学品事故源。

(3)控制污染区:通过检测确定污染区边界,做出明显标志,制止人员和车辆进入,对周围交通实行管制。

(4)抢救中毒人员:将中毒人员撤离至安全区,进行抢救,送至医院紧急治疗。

(5)检测确定有毒、有害化学物质的性质及危害程度,掌握毒物扩散情况。

(6)组织受染区居民防护或撤离:指导受染区居民进行自我防护,必要时组织群众撤离。

(7)对受染区实施洗消:根据有毒有害化学物质理化性质和受染情况实施洗消。

(8)寻找并处理各处的动物尸体,防止腐烂危害环境。

(9)做好通信、物资、气象、交通、防护保障。

(10)抢救小组所有人员都应根据毒情穿戴相应的防护器材,并严守防护纪律。

2. 医学救援

现场救治的原则是先救命后治伤,先重伤后轻伤,先抢后救,抢中有救,尽快脱离事故现场,先分类再后送,医护人员以救为主,其他人员以抢为主,以免延误抢救时机。采取"一戴、二隔、三救出"的急救措施,"一戴"即施救者应首先做好自身应急防护。在确认发生毒气泄漏或危险化学品事故后,应马上用手帕、餐巾纸、衣物等随手可及的物品捂住口鼻。手头如有水或饮料,最好把手帕、衣物等浸湿。最好能及时戴上防毒面具、防毒口罩。尽可能戴手套,穿雨衣、雨鞋等,或用床单、衣物遮住裸露的皮肤。如已备存防化服等防护装备,要及时穿戴。尽可能戴上各种防毒眼镜、防护镜或游泳用的护目镜等。"二隔"即做好自身防护的施救者应尽快隔绝毒气继续被中毒者吸入,"三救出"即抢救人员在"一戴、二隔"的基础上,争分夺秒地将中毒者移离出毒源区,进一步作医疗救护。危险化学品事故造成的复合伤,在临床上病情发展迅猛,救治极为困难,死亡率极高,所以综合治疗是至关重要的,包括吸氧、超声雾化吸入、抗过敏或碱性中和剂的应用、消除高铁血红蛋白血症、适当的体位、保证组织细胞供氧、纠正水电解质紊乱、酸碱失衡等维护重要脏器功能的对症治疗和支持疗法,积极促进机体的修复和愈合。突发危险化学品事故给伤员造成的精神创伤是明确的,要特别注意公众的心理危害程度并立即采取正确的应对策略。

(三)预防

1. 加强危险化学品的管理

按照国家法律、法规和各类标准而建立起来的管理程序和措施,是预防危险化学品事故的一个非常重要的方面。许多危险化学品泄漏事故都是由于化工企业的管理不当引起的,如未严格落实规章制度,存在违规操作情况。因此,地方政府要做好对危险化学品的管理工作,如建立隐患排查制度、对作业场所进行危险识别、化工行业安全生产禁令四十一条、张贴警示标志、操作规程、贴制安全标签、产品安全技术说明书等。

2. 制定切实可行的应急预案

事故应急预案是指政府和企业为预防事故的发生及减少事故造成的损失而预先制

定的抢险救灾方案，是进行事故救援活动的行动指南。科学的应急预案在事故发生后能为事故现场指挥部门提供科学有效的应急救援措施和方法，使救援行动能在最短的时间内合理有序的展开，最大限度减轻化学事故所造成的危害，进而使事故造成的损失达到最低。应急预案制定后，还需要根据应急预案定期进行演习，对应急预案不断修订和完善。

3. 建设培训机制

化工企业应定期进行系统的危险化学品专业知识及防护救援知识培训，严格实行从业人员资格和持证上岗制度，促使其提高安全防范意识，掌握预防和处置危险化学品泄漏事故的基本技能。

4. 加强宣传教育

政府应大力开展危险化学品防护知识的社会性宣传教育活动，尤其对有发生泄漏潜在危险的化工企业比较集中的地区。通过各种宣传教育活动，不断提高普通民众的辨识能力、防护意识及自救互救技能。一旦遇到危险化学品泄漏事故，能够及时果断地采取有效的措施展开自救互救，使损失降低到最低。

六、恐怖袭击

恐怖袭击是战争以外的个人或组织出于某种政治或社会目的而采取的特殊暴力行为，严重威胁世界和平与发展。恐怖分子利用多种手段制造恐怖事件，如爆炸、劫机、核辐射、生物、化学投毒等。因爆炸物易获得、易携带和易实施，爆炸恐怖袭击事件占恐怖袭击的80%～90%，除造成生命财产的巨大损失外，还导致社会恐慌，已成为全人类的公害。

（一）危害特点

1. 突发性强，现场险情严重

爆炸发生突然，作用时间短，从发生到作用终止的时间，一般只有数秒钟，对于多数爆炸事件事故现场的人群，根本没有时间反应和疏散、逃跑或自救、互救。爆炸的严重程度，主要取决于引起爆炸的物品的性质、数量和爆炸场所与周围环境的距离等情况。现场的严重性和紊乱性大于一般事故现场。另外事故现场可能仍有尚未爆炸的爆炸物品，极易因救援、调查人员的移动、撞击等外力作用，引发再次爆炸；炸毁的建筑物有再次倒塌的危险；爆炸后的封闭空间存在毒气；电器设备仍然带电，这些都给救援工作的开展带来潜在的危险。

2. 伤情严重，医学救援难度大

爆炸除导致原发冲击伤、投射物伤和冲击波将人抛起后导致的坠落伤等损伤外，还可导致烧伤、辐射暴露、化学品损伤、吸入性损伤、窒息、挤压伤和心理异常等伤害，几乎涉及了所有致伤因素。在恐怖袭击的爆炸事件中，恐怖分子为了加强对人员的杀伤，往往在爆炸物品外再包裹有大量铁钉，爆炸时铁钉飞溅，人员伤亡更加严重，伤员的伤口处理也更加复杂困难。爆炸、恐怖袭击发生后，立即死亡率达 13%，幸存者住院率达 30%，在确保现场人员安全、缉拿恐怖分子的同时，需立即救治受伤人员，以减少死亡和伤残。但城市爆炸、恐怖袭击事件应急医学处置面临诸多困难，主要如下。

（1）短时间内产生大批量伤员，需短时间内调动和获得足够的医疗资源。

（2）可能冲击伤、放射性损伤、毒剂伤和烈性传染病等同时发生，其中部分损伤类型平时少见，不为多数临床医师熟悉。

（3）因爆炸所致城市建筑物坍塌，常有人员被掩埋，导致人员脱困时间长，黄金时间内难以实施确定性止血、控制污染和体腔减压等损害控制性救治措施。

（4）爆炸导致城市交通设施、照明设备破坏，现场不确定因素多，增加了抢救、搜寻、搬运、后送的困难。

（二）恐怖袭击的救援

恐怖袭击大多选择在人口密集的区域实施，以追求尽可能大的人员伤亡、破坏和影响。恐怖袭击后，可能会在短时间内出现大量的人员伤亡、财产损失等，所以必须建立高效的、强有力的指挥机构，统一指挥、协调各单位和部门。应急医疗救援是反恐行动的重要环节，除了救治伤员，还要担负恐怖袭击后的卫生防疫和心理灾难的预防工作。针对恐怖袭击后的伤类、伤情特点，应及早建立被掩埋伤员的搜寻、挖掘和急救体系。

为提高恐怖袭击后应急医学救援技能，特别是大规模伤员的现场处置能力和水平，开展灾难应急医学演练是最有效的办法，通过于高密度、实战化的训练使得团队间彼此熟悉且信任，才能在接到应急指挥中心发出爆炸案急救信息后，尽快安排批量伤员的紧急医学救治以及伤员的搬运、后送等，从而挽救生命。应加强对公众反恐知识的教育，普及恐怖袭击及应急医学救援知识。

七、核与辐射事故

核与辐射事故是指突然发生的、由放射性物质或其他放射源造成或可能造成严重影响公众健康的紧急事件。核辐射是一把“双刃剑”，自从 1895 年伦琴发现 X 射线以来，随着科学技术的进步，核与辐射技术已广泛地应用于工农业生产、军事和医学事业等各行各业中,极大地促进了社会进步与经济发展。放射源、放射性同位素、X 射线、γ 射线和重离子诊疗设备及含有放射性核素的化工原料被广泛应用到国民经济的各个领域。然而,核与辐射技术在造福于人类的同时,其潜在的危险不可忽视,在核与辐射技术及医疗应用中都发生过一些核与放射事故及多起急性放射病及严重的死亡病例。在突发核与辐射事件时,往往危害人数多,波及面广,除了直接造成人员伤亡外,还会引起人们极大的心理恐慌和社会经济秩序紊乱。

(一)危害特点

1. 突发性和快速性

核事故往往突然发生,事故发生时要求能及时、迅速、有效地执行好医学应急救援任务。包括医疗救护,饮用水和食物的应急监测和控制,稳定性碘片的发放,应急响应工作人员的个人剂量监测等。因此,核事故必须具有快速反应功能。

2. 多为复合伤,损伤途径多样

放射性物质对人体的危害是多因素、多途径的。在损伤因素方面,既有离子辐射损伤,也有爆炸引起的冲击伤、烧伤,从而引起放烧复合伤,放冲复合伤等;既可有外照射损伤,也可有内照射损伤;既有机体损伤,也可引起心理损伤。在机体损伤途径方面,既有直接来自放射源的外照射,也有因放射物质污染空气引起的吸入性损伤;既有由于放射物质沾染造成的接触性皮肤损伤,也有污染水、食物经口引起的食入性损伤等。

3. 社会心理影响大

由于公众对于核的恐慌,极易引起人群的心理和精神压力,导致公众心理紊乱、焦虑、压抑和长期慢性心理应激,严重时还可导致正常的社会生活和生产秩序发生混乱。

4. 影响范围大、持续时间长

核电站爆炸事故形成大量的放射性烟云,扩散到周围地区甚至其他围家,半衰期长的核素长期污染土壤、水源和食物,严重影响人员健康,并造成巨大经济损失。

(二)核事故的分级

根据核事故所造成的危害,国际把核事故共分 7 级,其中将对安全没有影响的事故划分为 0 级,影响最大的事故评定为 7 级。根据是否有辐射对公众产生影响,核事故又被划分为 2 个不同的阶段,其中 1 级到 3 级被称为核事件,而 4 级到 7 级才被称为核事故,0 级在事故评定范围中,称为偏差。

0 级:偏差,安全上无重要意义。

1 级:异常,超出规定运行范围的异常情况,可能由于设备故障,人为差错或规程有问题引起。

2 级：事件，指场内明显污染或一个工作人员受过量照射，具有潜在安全后果的事件。

3 级：严重事件，指有极小量的场外释放，公众受小部分规定限值照射，场内严重污染或一个工作人员有急性健康效应，其效应接近事故且丧失纵深防御措施。

4 级：没有明显厂外风险的事故，主要在设施内的事故指有少量场外释放，公众受规定限值级照射；反应堆芯放射屏障重大损坏或一个工作人员受致死性照射。

5 级：有场外危险的事故，指场外有限释放，很可能要求实施计划的干预；堆芯放射屏障严重损坏。

6 级：严重事故，指场外明显释放，很可能要求实施计划的干预。

7 级：特大事故，指场外大量释放，有广泛的健康和环境影响。

（三）核与辐射事故的救援

一旦发生核与辐射事故，应在较短时间内确认地区是否有放射性污染，并尽快向应急主管部门报告；明确是否造成人员伤亡及伤亡数量，估计将来可能发生的伤亡数，以便指挥部门安排应动用的医疗力量；初步判断被放射性物质污染的范围，并根据需要建立禁区，尽可能多地采集样品和数据；尽早对突发事件辐射属性及其规模做出初步评价，采取有效措施，最大限度地减轻核与辐射突发事件造成的人员伤害，维护社会稳定。

1. 公众与应急救援人员的防护

在核与辐射突发事件发生早期应尽快采取紧急行动，尽量避免或减少辐射对公众的伤害。在事件的不同阶段，视照射途径不同，采用不同的防护措施。主要包括：隐蔽、服用抗辐射药、撤离、避迁、进出通道控制、个人呼吸道和体表防护、人员去污、区域去污、食物和饮水控制以及医学处理等。对在事发现场进行应急处理或救援的人员，应积极采用正当性、最优化及剂量限制原则，控制其可能接受的辐射照射。采取一切可能的防护措施，包括配备必要的个人防护装备（防毒面具、防护衣、防护眼镜、防护手套等），适用可能的防护器械，使用监测仪表或佩戴个人剂量仪限制接受高剂量率照射的时间等，避免发生超预期剂量的照射。

2. 核与辐射损伤伤员的现场抢救

现场抢救的组织机构与装备现场抢救又称一级医疗救治，应具备相应的医疗和防护设施，有隔离和快速清除放射性污染的设备条件，以及相应的实验室和仪器；可进行快速采样和生物学检测的设备；处理多个伤员而不致引起放射性交叉污染或扩散的条件（如具有空气过滤隔离的房间或帐篷，用于处理和存储污染衣物的场所，沐浴室和单向卫生通道等）；配备适用于辐射监测的仪器以及用于事故救援的药物。

现场抢救的基本原则是：快速有效，保护救援者和被救援者，对危及生命的创伤优先救治。首先,尽量将伤员撤离现场并进行相应的医学处理,对危重伤员应优先进行急救处理;根据早期症状和血液常规检查结果,初步估计人员受照剂量,设立临时分类站,进行初步分类诊断,必要时尽早使用稳定性碘和(或)抗辐射药物;对人员进行放射性污染检查和初步去污处理,并注意防止污染扩散;对开放性污染伤口去污后可酌情进行包扎;初步判断伤员有无放射性核素内污染,必要时及早采取阻止吸收和促排措施;收集、留取可供估计受照剂量的物品和生物样品;填好伤员登记表,根据初步分类诊断,将各种急性放射病、放射复合伤和内污染者以及一级医疗单位不能处理的非放射损伤人员送至二级医疗救治单位;必要时将中度以上急性放射病、放射复合伤和严重内污染者直接送至三级医疗救治单位。伤情危重不宜后送者可继续就地抢救,待伤情稳定后及时后送。对怀疑受到照射或内污染者也应及时后送。

3. 体表污染的去污洗消和体内污染的医学处理

放射性物质进入人体的途径主要有 3 种:呼吸道进入、消化道食入、皮肤或黏膜侵入。

对于体表放射性物质的洗消要首先确定污染部位、范围及程度;优先处理严重污染人员和创伤污染人员;优先处理人体孔腔(如眼、口、鼻等)处的污染。去污应遵循先低污染区,后高污染区和先上后下的顺序。注意皮肤褶皱处和指甲缝处的去污。消除体外污染最简便有效的方法是脱去受污染的外衣,这样通常可以去掉大部分的表面污染;脱外衣时注意由内向外卷脱,防止污染扩散。易用温水(40 ℃),不要用热水,以免因充血而增加皮肤对污染物的吸收;也不要用冷水,以免皮肤因毛孔收缩而将放射性污染物陷在里面;适时、慎重选用含络合剂(能与金属离子形成络合离子的化合物)的洗涤剂,勿用硬毛刷和刺激性强的或促进放射性核素吸收的制剂;去污时手法要轻,避免擦拭皮肤;去污次数不宜过多,一般不宜超过 3 次,以免损伤皮肤;洗涤皮肤的废水均应按规定保留和处理。

污染伤口的处理既包括对于伤口的外科处理,又包括对于放射性核素即污染物的处理,因此需要有经验的外科医生和辐射防护专业人员共同完成,以期达到最大限度降低或减少污染物对于周部皮肤和邻近组织的损害;同时,减少放射性核素经伤口吸收造成内污染和靶器官损害。初期处理包括:①放血和使用止血带压迫,防止伤口处的静脉血回流;②及时用敷料擦去流出的血液;③清除可见的异物;④用生理盐水彻底冲洗伤口;⑤深及真皮以下的伤口,应尽快使用各种洗涤剂清洗创面。由于操作者需要借助伤口污染检测仪并随时根据检测结指导清创,因此应严格防止检测仪受到污染而误导清创。伤口的基本处理流程为先轻后重、分步实施、严防交叉污染和范围扩大,以及损伤被污染的组织等,防止清创过程加速放射性核素的吸收。

体内污染的医学处理即放射性核素进人体内并需要医学干预的剂量，目前尚无统一标准。因此，该医疗干预需要结合伤者的具体情况，并综合分析和权衡利弊后做出决定。原则是抢救生命为先、减少吸收和加速排出。减少放射性核素吸收的措施包括脱离污染环境，进行体表洗消去污，减少呼吸道和消化道吸收等。减少呼吸道吸收的方法包括彻底清理上呼吸道，包括清理鼻腔、剪去鼻毛、大量生理盐水冲洗和使用血管收缩剂麻黄碱等。对于下呼吸道的污染采取祛痰剂，如碘化钾和氯化铵；对于极毒核素应积极采取全麻下支气管-肺泡灌洗术。减少消化道吸收的方法与经消化道中毒的处理原则相同。对于食入时间<4 h 者，常采取漱口、催吐和洗胃的方法。洗胃时间一般不超过 30 min，且需收集洗胃液送检测量放射。洗胃后可使用医用活性炭和泻药促进排泄。对于食入时间>4 h者，可根据相应的放射性元素使用相应的阻吸收剂。加速放射性核素的排出的方法包括使用金属络合剂和加速其代谢的措施。阻止吸收剂和促排剂均应早期、足量使用，以期达到良好效果。

第四节　突发公共卫生事件

突发性公共卫生事件是指突然发生，造成或者可能造成社会公众健康严重损害的重大传染病疫情、群体性不明原因疾病、重大食物和职业中毒及其他严重影响公众健康的事件。

一、特点

(一)突发性

突发公共卫生事件不易预测，突如其来，但其发生与转归也具有一定的规律性。

(二)公共属性

突发事件所危及的对象不是特定的人，而是不特定的社会群体，在事件影响范围内的人都有可能受到伤害。

(三)危害的严重性

突发事件可对公众健康和生命安全、社会经济发展、生态环境等造成不同程度的危害，这种危害既可以是对社会造成的即时性严重损害，也可以是从发展趋势看对社会造成严重影响的事件。其危害可表现为直接危害和间接危害。直接危害为事件直接导致的即时性损害，间接危害为事件引起的继发性损害或危害，例如，事件引发公众恐慌、焦虑情绪等，对社会、政治、经济产生影响。

二、分类

根据事件的成因和性质，突发公共卫生事件分为：重大传染病疫情、群体性不明原因疾病、重大食物中毒和职业中毒、新发传染性疾病、群体性预防接种反应和群体性药物反应，重大环境污染事故，核事故和放射事故，生物、化学、核辐射恐怖事件，自然灾害（如水灾、旱灾、地震、火灾、泥石流）导致的人员伤亡和疾病流行，以及其他影响公众健康的事件。

三、医疗救援

突发事件发生后，医疗救援领导小组办公室接到上级部门发布的医疗救援预警后，应及时通知医疗救援领导小组的所有成员在 30 min 内做好应急响应准备，及时赶赴现场进行救援。

医疗救援预警分为四级，分别如下。

（1）Ⅳ（蓝色）级医疗救援预警：一次事件中伤亡人数在 10 人以上，29 人以下，其中死亡和危重病例在 1–2 例。

（2）Ⅲ（黄色）级医疗救援预警：一次事件中伤亡人数在 30 人以上，49 人以下，其中死亡和危重病例 3–4 例。

（3）Ⅱ（橙色）级医疗救援预警：一次事件中伤亡人数在 50 人以上，99 人以下，其中死亡和危重病例 5–9 例，但无造成次生、衍生和耦合事件可能的突发公共事件。

（4）Ⅰ（红色）级医疗救援预警：一次事件中伤亡人数在 100 人以上，且死亡和危重病例达到 10 例以上或者核事故、突发放射事故、化学品泄漏事故导致大量人员伤亡，并可能造成次生、衍生和耦合事件可能的突发公共事件。

在救援现场要服从现场指挥，有序开展救；遵循先救命后治伤，先救重后救轻的原则。现场医疗救援要做到紧张有序、处置得当、措施果断，同时，注意保护伤员和救援人员的安全，及时撤离危险地带，防止次生、衍生和耦合事件的发生。突发公共卫生事件发生突然，可能造成大量人员伤亡，先期医疗救援队到达现场后在开展伤员救治的同时，要充分发动群众积极参与，扩大救助力量，使伤员尽快脱离危险地带，为医疗救治提供支持。

》参考文献《

[1]刘治民,杨昌南,潘三强,等. 现场急救教程[M]. 北京:人民卫生出版社,2007.

[2]吴琼,祝益民. 重视儿童创伤急救工作[J]. 中国小儿急救医学,2019(2):26.

[3]华子瑜,刘维勤,郑成中,等. 地震背景下儿童现场救治与转运专家共识[J]. 中国当代儿科杂志,2020(5):37.

[4]高维玲,胡玉萍,贾应茂,等. 院前急救中不同评分系统评估颅脑损伤患者病情及预后价值比较[J]. 昆明医科大学学报,2019(8):213.

[5]杜晶,蒋超,徐中杰,等. 上海市某城区近5年来院前急救患者疾病谱及流行病学变化分析[J]. 医院管理论坛,2018(12):210.

[6]景道远,郑忠骏,王弋,等. 浙江省县域医共体成员单位的急诊医疗服务状况调查[J]. 中华急诊医学杂志,2021(8):12.